DE LA

MALADIE DE PARKINSON

PAR

Le Docteur L. DENOMBRÉ

DE LA FACULTÉ DE PARIS

Pharmacien de 1re classe
Ancien interne des hôpitaux de Paris
Lauréat des hôpitaux de la même ville (Concours de 1863-64, 1866-67)
Médaille de bronze de l'Assistance publique

PARIS
ALPHONSE DERENNE
52, Boulevard Saint-Michel, 52
1880

DE LA

MALADIE DE PARKINSON

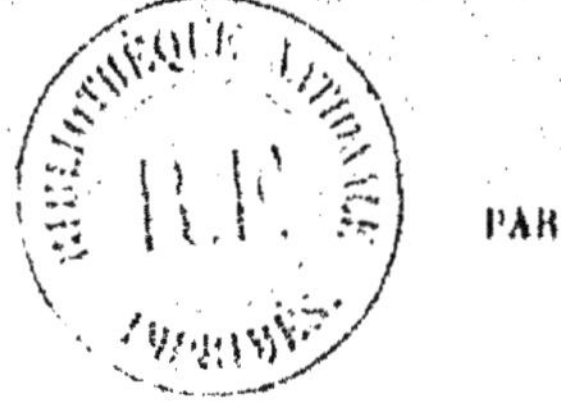

PAR

Le Docteur L. DENOMBRÉ

DE LA FACULTÉ DE PARIS

Pharmacien de 1re classe
Ancien interne des hôpitaux de Paris
Lauréat des hôpitaux de la même ville (Concours de 1863-64, 1866-67)
Médaille de bronze de l'Assistance publique

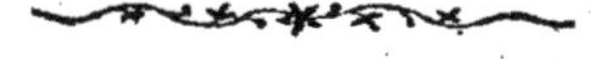

PARIS
ALPHONSE DERENNE
52, Boulevard Saint-Michel, 52
1880

A LA MÉMOIRE

DE MA MÈRE

DE MON PÈRE

DE MA SŒUR AINÉE

Regrets éternels !

A MA CHÈRE FEMME

A MA SŒUR BIEN AIMÉE

A MON BEAU-FRÈRE

A MES BEAUX PARENTS

A MON PRÉSIDENT DE THÈSE

M. LE PROFESSEUR PETER

Médecin des hôpitaux
Membre de l'Académie de Médecine
Chevalier de la Légion d'honneur

A MES AUTRES MAITRES DANS LES HOPITAUX

DE LA

MALADIE DE PARKINSON

INTRODUCTION.

La direction de nos études nous ayant permis de faire avec soin et d'une manière complète l'analyse chimique de l'urine dans un certain nombre de cas de paralysie agitante, notre attention s'est trouvée fixée sur cette intéressante affection et nous avons cru pouvoir lui consacrer ce travail. Bien que de nombreux travaux et notamment ceux de MM. *Vulpian* et *Charcot*, aient été consacrés à la maladie de Parkinson, son histoire présente encore de nombreuses lacunes surtout au point de vue de la chimie biologique et de l'analyse graphique des troubles de la motilité qui en constituent un des principaux éléments. Sans prétendre la combler, nous avons cherché à les amoindrir. Qu'il nous soit permis de remercier ici *M. Chambard,* directeur du laboratoire de la Faculté à l'Asile Sainte-Anne, qui nous a communiqué l'observation qui accompagne notre travail et nous a fait part de quelques-unes de ses recherches de myographie pathologique.

CHAPITRE PREMIER

HISTORIQUE

Si le tremblement qui est l'un des symptômes les plus visibles des affections du système nerveux est connu depuis les temps les plus reculés de l'histoire de la médecine, ce n'est que depuis peu d'années que les différentes espèces symptomatiques ont été distinguées les unes des autres et rattachées à un certain nombre d'affections organiques ou essentielles du système nerveux. Parmi ces espèces, deux de celles qui se sont individualisées le plus tard sont la sclérose en plaques et la paralysie agitante.

L'on pourrait s'étonner à bon droit, qu'un tremblement aussi caractéristique que celui de la maladie qui nous occupe ait été si longtemps confondu avec d'autres tremblements dont les allures et la marche sont absolument différentes et cela par des cliniciens aussi sagaces et aussi consciencieux que les médecins de l'ancienne École d'observation. Comment une maladie aussi fréquente et aussi spécifique a-t-elle pu leur échapper ? Une des plus graves infirmités de l'esprit humain est de passer sans les voir à côté de faits qu'une circonstance le plus souvent fortuite n'a pas signalés à son attention. « On ne voit bien, dit « M. le professeur *Ranvier*, que ce que l'on connait « déjà. Quant aux faits que l'on ne connaît pas et que « l'on ne soupçonne pas, fussent-ils très visibles, très

« distincts, on ne les aperçoit généralement pas... Pour « voir les choses, non pas telles que nous avons appris à « les voir mais telles qu'elles sont en réalité, il faut une « qualité toute particulière : l'esprit d'observation (1). »

Sans nous imposer la tâche vaine et fastidieuse de rechercher dans les auteurs anciens la trace de la paralysie agitante et sans nous demander si certains cas de l'affection décrite par *Sauvages* (2) et par *Sagar* (3), surtout sous le nom déjà employé par *Galien* de Scelotyrbe festinans, ne peuvent pas être rattachés à la paralysie agitante, nous ferons remonter l'histoire de cette affection au mémoire de *Parkinson* (4) paru à Londres en 1817. Cet auteur est en effet le premier qui semble avoir dégagé l'affection qu'il décrit en quelques pages claires et concises, du chaos alors si confus des ataxies musculaires, qui lui ait donné une individualité propre et qui lui ait assigné un nom. Aussi proposerons-nous, avec M. *Charcot*, d'abandonner la dénomination de paralysie agitante qui est vague et même fausse pour donner à l'affection qui fait l'objet de notre travail, le nom de maladie de *Parkinson* qui aura le double avantage, et de ne rien préjuger, et de consacrer la mémoire de son premier historien.

Quel que fût l'intérêt du travail de *Parkinson*, il ne paraît pas avoir beaucoup ému la curiosité des savants anglais et étrangers, et de sa publication date une longue

1. *Ranvier*. Leçon sur l'Histologie du système nerveux recueillie par le Dr *Weber* 1878.

2. *Sauvages*, Nosol. Method. Classe IV, XXI-2.

3. *Sagar*. Système morb. Symptom. Cl. VII, ord. 4, XII.

4. *Parkinson*. Essay of the Shaking Palsy. London, 1817.

période qui s'est étendue jusque vers 1860, dans laquelle la maladie de Parkinson a été peu étudiée et n'a été qu'à peine distinguée de certaines formes de chorée et du tremblement sénile. Quant à la sclérose en plaques, elle ne devait naître que plus tard. Nous devons cependant signaler un certain nombre d'observations éparses dans différents recueils dues à *Toulmouche* (1), *Eliottson* (2), *Marshall Hall* (3), *Stokes* (4), *Graves* (5), *Todd* (6), l'article assez complet inséré par *Romberg* (7) dans son manuel classique des maladies du système nerveux et suivi bientôt de quelques observations cliniques nouvelles (7 bis), l'article plus court de *Hasse* (8), le mémoire d'*Oppolzer* (9) qui publia la première autopsie détaillée et les recherches de *Canstatt* (10), *Basedow* (11), *Blasius* (12) et *Cohn* (13), qui eurent

1. *Toulmouche*. Mémoires de l'Académie de médecine, 1833.
2. *Elliottson*. Princip. and pract. of. medicine. — 1839.
3. *Marshall Hall*. On the diseases and Derang, of the Nervouss System 1841.
4. *Stokes*. Clinical lectures.
5. *Graves*. A system of clinical medicine. Dublin 1843.
6. *Todd*. Cyclopœdia of clinical medicine. Art. : Paralysie.
7. *Romberg* Lehrbuch der nervenkrankheiten. Berlin 1851.

7 bis. *Romberg*. Clinische Ergebnise 1846, Watruchurnugen 1851.

8. *Hasse*. Virchow. Archiv. id. IV.
9. *Oppolzer*. Wiener medicinische wochenschrift, 1861, n° 36 à 38.
10. *Canstatt*. Correspondenz blatt. Bayer Ærzte 1842.
11. *Basedow*. Casper's wochenschrift, 1851.
12. *Blasius*. Stabilitæts neurosen. Arch. für physiol. Heilk., 1851.
13. *Germain Sée*. De la chorée et des affections nerveuses en général. Mémoire de l'Académie de médecine, 1851.

pour objet l'étude symptomatologique et anatomo-pathologique de la paralysie agitante.

Dans son remarquable mémoire sur la chorée et les affections nerveuses en général, M. Germain Sée (1) décrit d'une manière succincte la maladie de *Parkinson* et s'attache à la séparer des chorées tout en lui reconnaissant une origine rhumatismale et de certaines analogies avec l'agitation choréique. La paralysie agitante, dit-il, affecte surtout les membres inférieurs. « Cette circonstance jointe à la « faiblesse qui l'accompagne au début, aux alternances de « l'agitation, tantôt dans un membre, tantôt dans un « autre, à la lenteur et à la gravité de la maladie contri« buèrent chacune pour leur part, à conserver cette entité « morbide qui se distingue de la chorée vulgaire par les « signes indiqués, du tremblement par l'étendue de ses « contractions et de la chorée rythmique par les modifications « qu'elle subit sous l'influence de la volonté. »

C'est à cette période qu'appartient la leçon de *Trousseau* professée en 1857 et reproduite avec quelques développements dans la clinique médicale de l'Hôtel-Dieu (2). Le brillant professeur établit un parallèle imagé entre le tremblement sénile de la sclérose en plaques, et la paralysie agitante dont il fait une forme bizarre de chorée comparable dans certains de ses éléments à une névrose entrevue par lui qu'il désigne du nom de perte d'irritabilité musculaire et voisine de la chorée festineuse à laquelle elle peut succé-

1. *Cohn.* — Ein beitrag sur lehre der paral. agitans. Wiener méd. 1860.

2. *Trousseau.* Leçons cliniques de 1859. Clinique de l'Hôtel-Dieu. Edition *Peter*. t. II, 1873.

der. On voit que *Trousseau* ne dégage pas nettement la maladie de *Parkinson* du groupe complexe encore de nos jours de la chorée, mais s'il ne paraît pas avoir été suffisamment frappé de la spécificité de cette affection, il eut du moins le mérite d'en donner une description saisissante et d'insister sur la conservation et sur l'épuisement rapide de la force musculaire qui constitue un de ses principaux caractères.

C'est vers 1860 que commence une période nouvelle pour l'histoire de la paralysie agitante. C'est aux recherches de MM. *Vulpian* et *Charcot* (1) que l'on doit une séparation nette et définitive entre cette affection et la sclérose en plaques et les idées de deux médecins de la Salpêtrière furent peu de temps après exposées et développées dans une bonne thèse par M. *Ordenstein* (2). Depuis cette époque, la maladie de *Parkinson* fut définitivement considérée comme une individualité morbide et décrite comme telle dans la plupart des traités classiques et notamment dans les livres de MM. Grisolle (3), Jaccoud (4), Grasset (5), et dans l'encyclopédie de *Reynolds* (6). — Parmi les travaux divers qui contribuèrent à jeter sur elle quelque lumière, nous cite-

1. *Vulpian* et *Charcot*. *Gazette Hebdomadaire* 1861. *Hillairet* observations consignées dans le mémoire de MM. *Vulpian* et *Charcot*.

2. *Ordenstein*. De la paralysie agitante et de la sclérose en plaques généralisées. Th. de Paris 1868.

3. *Grisolle*. Traité élémentaire de pathologie interne.

4. *Jaccoud*. Pathologie interne, 1872.

5. *Grasset*. Leçons sur les maladies du système nerveux, 1879.

6. *Regnolds*. A system. of medicine. Article paralysie agitante par *Sanders*.

rons la thèse de *Louis de Strasbourg* (1), l'article d'*Axenfeld* (2), plusieurs leçons récentes de M. *Charcot* (3), un chapitre des cliniques de la Charité, publiées par MM. *Vulpian* et *Raymond* (4), un chapitre de la thèse de M. *Fernet* (5) sur le tremblement et un grand nombre d'autres monographies dont nous aurons à parler en leur lieu.

1. *Louis*. Thèse de Strasbourg, 1862.
2. *Axenfeld*. Traité des névroses, 1863.
3. *Charcot*. Traité des maladies du système nerveux, t. I, 1875. Du tremblement dans la maladie de Parkinson. *Progrès médical* 1876.
4. *Vulpian* et *Raymond*. Clinique de la Charité, 1879.
5. *Fernet*. Du tremblement, thèse pour l'agrégation, 1872.

CHAPITRE II

SYMPTOMES ET FORMES DE LA MALADIE DE PARKINSON.

§ 1. — *Période de début.*

Le début de la maladie de Parkinson est tantôt brusque, tantôt graduel et les premiers phénomènes qui attirent l'attention du malade peuvent être du ressort de la motilité ou de la sensibilité.

A. *Début brusque.* — Lorsque l'affection débute brusquement, ce qui est assez rare, elle succède le plus souvent à une violente émotion, à une vive frayeur, à un accès de colère, en un mot à une impression morale, brusque, violente et inattendue.

Dans ce cas le tremblement apparait d'emblée, plus ou moins étendu, tantôt localisé à un membre, à la main ou même au pouce de l'une des mains, tantôt, au contraire, plus ou moins généralisé. Ce tremblement ordinairement intense au moment de l'émotion qui le fait naitre, s'amende rapidement peu après et disparait même quelquefois, mais il ne tarde pas à se montrer de nouveau sous forme d'accès qui se rapprochent, deviennent de plus en plus intenses et de plus en plus durables, et il finit par devenir permanent.

B. *Début lent.* — Lorsque la maladie de *Parkinson* succède à des causes générales ou traumatiques dont nous aurons plus tard à discuter la valeur, le début est lent et progressif, et c'est là le cas de beaucoup le plus fréquent. C'est alors tantôt par des troubles sensitifs, tantôt par des troubles de la motilité que l'affection se signale.

α. *Début par troubles de la sensibilité générale.* — Ce mode de début, bien qu'exceptionnel doit attirer l'attention et être bien connu, car il peut donner lieu à de nombreuses erreurs de diagnostic. Le malade ressent d'abord des fraîcheurs, des douleurs vagues dans les membres qui seront plus tard en proie au tremblement; ces douleurs, comparables à un sentiment de fatigue deviennent bientôt plus vives, revêtent un caractère rhumatoïde ou névralgique et s'accompagnent quelquefois d'une légère rétraction des orteils (*Ordenstein*). Plus tard le tremblement apparaît avec tous les caractères que nous lui attribuerons dans le cours de ce travail. Ce mode de début a été observé plusieurs fois par M. *Charcot* et par *Romberg* qui l'ont vu succéder à une piqûre, à un traumatisme ou à une violente contusion.

β. *Début par troubles de la motilité.* — Beaucoup plus souvent ce sont les troubles de la motilité et en première ligne le tremblement qui ouvrent la scène. Le malade jusque-là bien portant s'aperçoit d'une certaine maladresse pour saisir les objets fragiles et de petit volume, bientôt il remarque ou on lui signale le tremblement dont son pouce ou sa main toute entière sont affectés, et plus tard le tremblement, en s'étendant lentement et progressivement envahit un nombre de membres plus ou moins considérable.

Le mode d'envahissement peut offrir plusieurs variétés sur lesquelles il importe d'insister en signalant leur fréquence relative.

Le mode le plus connu est le mode monoplégique. Le tremblement se montre d'abord dans le pouce de l'une des mains, de la main droite, par exemple, de là, il s'étend de bas en haut à tout le membre, il gagne ensuite le membre inférieur droit, puis le membre supérieur gauche, puis enfin le membre inférieur du même côté. Telle fut, par exemple, la marche du tremblement chez le nommé F... dont *M. Chambard* nous a communiqué l'observation.

Plus rarement l'envahissement est hémiplégique. Les deux membres d'un côté sont pris d'emblée et restent seuls pris pendant longtemps, mais si l'on suit pendant quelque temps les malades, on finit par voir les membres du côté opposé trembler à leur tour.

Dans la forme croisée, plus rare encore, dont une des malades de la Salpêtrière, dont *Ordenstein* rapporte l'observation, offrait un exemple, ce sont le bras d'un côté et la jambe de l'autre qui sont simultanément affectés.

Enfin, vient en dernière ligne sous le rapport de la fréquence la forme paraplégique dont un cas est également cité par *Ordenstein*.

Le tremblement ne commence presque jamais par la tête et n'envahit même que très rarement l'extrémité céphalique. C'est là un point important sur lequel s'appuie *M. Charcot* pour différencier dans certains cas la maladie de *Parkinson* du tremblement sénile et de la sclérose en plaques.

Le fait peut cependant se rencontrer et nous en trouvons dans les auteurs quelques observations. Un malade de *Westphall* (1) fut atteint à l'âge de trente ans d'un

1. *Westphall*. Zur paralysis agitans. — Charité Annale n. 1877.

tremblement céphalique qui se propagea bientôt aux membres et revêtit tous les caractères de la paralysie agitante ; un autre observé par le même auteur fut également frappé d'un tremblement caractéristique de la tête et du bras gauche, quelques semaines après une attaque d'apoplexie avec hémiplégie gauche. *Dowse* (1) cite aussi un cas qui semble même plus complet et plus probant que ceux de *Westphall* dans lequel le tremblement avait débuté par la tête, puis gagné les bras et les jambes.

§ 2. — *Période d'état.*

1° *Habitus et attitude des malades.* — Rien n'est caractéristique comme l'aspect d'un malade atteint de paralysie agitante et, dans le cas typique où le tremblement ne fait pas défaut, aucune maladie ne permet un diagnostic plus rapide et plus facile. Le malade est-il assis on est frappé de la raideur de son attitude, de l'absence de tout geste commentant ses paroles lentes et scandées, de l'immobilité de sa face qui, véritable masque inerte, cache ses pensées au lieu de contribuer à leur expression. Le corps porté en avant, les yeux fixés à terre, il garde une immobilité de statue. Veut-il se lever, il hésite, il s'épuise souvent en longs efforts, quelquefois il est impuissant à le faire sans le secours de ceux qui l'assistent, et qui sont alors obligés de le prendre par les deux mains et de l'attirer à eux tout en empêchant ses pieds de glisser sur le sol ; il se lève,

1. *Dowse.* De la paralysie agitante. — Pathol. Society, 15 janvier, et Medical times and Gazette, 2 février 1878.

enfin avec raideur, tout d'une pièce, mais il garde son attitude inclinée en avant et s'il essaye de marcher, il court à petits pas et dès lors, incapable de s'arrêter, il ne peut modérer la rapidité croissante de sa marche et va souvent se heurter contre les meubles ou les murs de la pièce qu'il habite.

Telle est, en quelques mots, la physionomie du malade atteint de paralysie agitante ; pénétrant maintenant plus avant dans l'étude de son étrange affection nous allons chercher à en isoler et à en analyser les divers éléments et nous passerons successivement en revue l'état des forces musculaires, le tremblement, la raideur de l'appareil moteur, les troubles d'équilibration, de sensibilité et les sécrétions qui la caractérisent et qui, par leur réunion et leur dépendance mutuelle en font une entité morbide parfaitement caractérisée.

2° *Etat de la puissance musculaire.* — *Parkinson* frappé de la lenteur et de la faiblesse des actions musculaires dans la maladie à laquelle on peut à bon droit attacher son nom l'avait nommée paralysie agitante. On s'aperçut bientôt que cette paralysie était plus apparente que réelle et *Trousseau* le premier signala cette contradiction entre le nom de la maladie et l'état de la force musculaire des malades.

Trousseau remarque que lorsqu'on demande aux malades de se livrer à un effort soutenu ou à une série d'efforts successifs, la force déployée par eux est, dans les premiers moments, non-seulement aussi grande mais même plus considérable qu'à l'état normal. Le malade serre avec énergie un dynamomètre de *Burcq* et résiste avec force aux mouvements d'extension et de flexion que l'on cherche à communiquer à ce membre. Veut-il soutenir un pareil effort ou le repéter un nombre de fois un peu considérable il voit ses forces diminuer rapidement et un sentiment invincible de fatigue l'oblige bientôt à mettre un terme à ses tentatives.

Trousseau cherche à expliquer cet épuisement rapide de la contractilité musculaire et compare le système nerveux des malades atteints de paralysie agitante à une machine à vapeur « qui chauffée d'une manière insuffisante ne peut « accomplir longtemps la fonction qui lui est départie. « Que si, dit il, fermant un instant les soupapes, nous ac« cumulons la vapeur, nous allons, pendant quelques « minutes, rendre à l'organe la puissance qu'il devrait « avoir, mais l'impuissance succède rapidement à ce déve« loppement artificiel de force.... Il semble que les mala« des n'aient à leur disposition qu'une certaine quantité « d'influx nerveux qui ne se renouvelle pas chez eux avec « la même rapidité chez les autres hommes. » Les membres des sujets atteints de tremblement de *Parkinson*, ajoute le professeur de l'Hôtel-Dieu, ne se disposent pas comme ceux des sujets sains : ils s'épuisent, au contraire, continuellement par un tremblement sans fin et sans utilité.

M. *Charcot* qui partage entièrement à cet égard la manière de voir de *Trousseau* dit également que dans la paralysie agitante, en dehors, bien entendu, de la période terminale et cachectique de l'affection, la puissance dynamométrique est conservée, *M. Bourneville* (1), cependant, est arrivé à des résultats différents de ceux qu'avait obtenus

1. *Bourneville.* Note à la leçon de M. *Charcot* sur la paralysie agitante. Leçons sur les maladies du système nerveux t. I. p. 174.

son maître. Explorant la force de préhension de cinq malades de la Salpêtrière la trouva en moyenne de 55 k° du côté droit et de 46 k°, du côté gauche tandis que la moyenne normale aurait été de 85 kilogrammes. Il nous est impossible de nous prononcer sur de pareils chiffres car les dynamomètres actuellement en usage sont loin d'être comparables entre eux : avec celui dont nous nous servons habituellement, une puissance de 55 k° est déjà très considérable pour une femme et il n'y a que les hommes très vigoureux qui amènent du premier coup et sans une certaine habitude de l'instrument l'aiguille devant le n° 85 de la graduation (1).

S'il nous est permis de dire notre avis dans une pareille question nous ferons remarquer qu'une appréciation en masse de la force musculaire des malades atteints de paralysie agitante est rendue fort difficile non seulement par l'insuffisance des instruments de mesure actuelle, mais encore par la diversité des formes de l'affection. Nous aurons plus tard l'occasion de développer cette manière de voir : nous nous bornerons pour le moment à dire que, selon nous, si les paralytiques agitants sont un peu affaiblis, mais trop peu pour mériter le nom de paralytiques, ils peuvent sous l'empire de certaines circonstances développer une vigueur assez considérable, et nous les comparerons volontiers à cet égard aux paralytiques généraux trembleurs dont *M. Chambard* a récemment analysé les fonctions musculaires (2).

1. *Michéa.* — Article dynamomètre. *Dict. de méd. et chirurg. pratique.*

2. *Chambard.* Du tremblement et de l'ataxie dans la paralysie

2° *Raideur musculaire. Attitudes vicieuses et déformations. Période d'excitation latente.*

La raideur musculaire survient généralement après le tremblement, mais l'ordre d'exposition que nous avons adopté nous oblige à les signaler, après avoir parlé de la puissance musculaire. Nous en exposerons d'abord les caractères généraux et nous verrons ensuite par quels signes elle se traduit et quelles modifications elle apporte à l'attitude et à la physionomie des malades.

Mentionnée par *Parkinson*, par *Trousseau* et quelques autres observateurs, cette rigidité musculaire a surtout été étudiée par M. *Charcot* : elle est précédée de sensation de fourmillement, d'engourdissement, de douleurs rhumatoïdes et détermine des troubles dans la marche, dans l'articulation des sons, dans les fonctions de préhension et de mastication des aliments sur lesquels nous aurons l'occasion de revenir.

Si nous examinons, par exemple, les conséquences de cette rigidité sur les mouvements de la vie de relation, nous concevrons sans peine qu'elle doive apporter une gêne plus ou moins considérable à l'exécution des mouvements volontaires et qu'un certain temps devra s'écouler entre le moment où les centres nerveux moteurs donnent aux muscles l'ordre d'exécuter un mouvement et celui où les muscles obéissent. C'est là un fait dont on a pu se convaincre depuis longtemps en observant la lenteur avec laquelle les sujets atteint de paralysie agitante exécutent

générale. Étude myographique, dynanométrique et Dynamographique. *Société de Biologie* 1880. *Revue Scientifique* 1880.

les différents actes volontaires qui leur sont suggérés, ainsi que des recherches récentes ont permis de l'analyser avec une plus grande précision.

Ces recherches ont porté sur la durée de l'excitation latente.

Lorsqu'on excite un muscle par un coup d'ouverture, le muscle ne se contracte pas au moment même où il est excité, mais il s'écoule entre l'excitation et la contraction un temps fort court dont la durée, variable selon les conditions de température et d'humidité du muscle, a été approximativement évaluée par Helmoltz à 1 centième de seconde. Cet illustre physiologiste donne à ce retard découvert et étudié par lui, le nom de temps perdu musculaire ou temps d'excitation latente du muscle (1).

Les travaux de Marey (2), Place (3) ont confirmé l'assertion d'Helmoltz, et ce dernier observateur a pu, par des mesures plus précises, assigner au temps perdu, chez l'homme, une durée de deux centièmes de seconde. Dans un mémoire récent et fort remarquable, M. Mendelssohn (4) a trouvé, comme durée moyenne de la période d'excitation latente, de 0'006 à 0'008 seulement, et en a classé avec le plus grand soin la variation sous l'influence de la durée de l'excitation et de son intensité, de la fatigue, des contractions précédentes, de la section du nerf moteur, de

1. Helmoltz, Ann. f. Ant. u. physiol. 1850, p. 276 — 1852, p. 177.

2. Marey, *La machine animale*, 1873.

3. Place, *Sur la vitesse avec laquelle l'excitation se propage dans les nerfs moteurs de l'homme*. — *Annales néerlandaises*, 1871.

4. Mendelssohn, *Recherches sur la période d'excitation latente des muscles*. — *Archives de physiologie*, 1880.

l'extension du muscle et des intoxications. Étendant ses investigations aux cas pathologiques, il a déterminé le temps perdu des muscles dans les affections hémiplégiques, la sclérose latérale amyotrophique, le tabes dorsal spasmodique, l'ataxie locomotrice, la sclérose en plaques, la chorée, l'hystérie, et la paralysie agitante continuant et complétant ainsi les recherches déjà entreprises par Leyden (1), Von Vittich (2) et Engelmann (3).

Appliquant à la paralysie agitante la méthode d'exploration et le chronographe spécial qu'il a fait construire à cet effet, M. *Mendelssohn* a trouvé que dans cette affection, ainsi que l'on pouvait d'ailleurs s'y attendre, la période d'excitation latente était très sensiblement augmentée et différait souvent d'un côté à l'autre du corps. Les chiffres 0^s,012, 0^s,017, 0^s,019, 0^s,020 qu'il a constatés chez quatre malades dépassent, en effet notablement ceux de 0^s,006 à 0^s,008 qui représentent pour lui la durée de l'excitation latente normale.

C'est à cette raideur musculaire qu'est due l'attitude spéciale et si frappante des malades. C'est une sorte d'ankylose apparente de toutes les articulations. La tête est immobilisée sur les épaules, souvent fléchie en avant et déviée à droite ou à gauche, les traits du visage sont également fixés dans

1. *Leyden*, Verlangsamte motorische Leitung. Virch. Arch. XLVI, *Leyden* et *Von Vittich* Weitere beobachtungen über Verlangsamte, Motorische Leitung. Virch. Arch. t. LV. p. 1.

2. *Von Vittich*. Untersuchung der Zeitlichen verl. dex motorischen archi. — Virch. Arch. LV. Zeitschrift fur rationn. Med. Cd. XXXI.

3. *Engelmann*. — Beitrage allg. Muskel, und Nerven physiologie. Arch. für die gesamte physiologie. 1870.

une expression unique et que rien ne peut plus modifier. Souvent l'immobilité des lèvres et la position soulevée de la tête permettent à la salive de s'écouler continuellement hors de la bouche. Le tronc fait avec les jambes un angle obtus et les malades marchent le corps fortement incliné en avant comme une des malades du service de M. *Charcot* dont le portrait frappant d'exactitude a été gravé à l'eau forte par M. *Richer* et inséré par lui dans les *Leçons cliniques* de son maître.

Enfin cette raideur, cette demi contracture de tous les muscles donne aux mouvements une lenteur vraiment caractéristique qui se traduit surtout dans l'exercice de la parole. Comme chez certains paralytiques généraux, mais par un mécanisme tout différent, il s'écoule entre la pensée et son expression verbale, un intervalle souvent considérable. Chez les premiers, ce temps est employé à accorder leurs muscles linguaux et buccaux qui, atteints d'ataxie, se livrent à des contractures désordonnées qui sont parfaitement visibles, les secondes le consacrent, si l'on peut s'exprimer ainsi, à dérouiller leurs muscles à demi contracturés et auxquels l'influx moteur n'arrive que lentement et difficilement. Ajoutons que chez les paralytiques agitants, les mouvements peuvent s'effectuer avec une énergie temporaire assez grande, mais leur détermination est lente et pénible, et leur accomplissement est suivi d'une fatigue hors de proportion avec le travail accompli.

Une autre conséquence de cette raideur générale du système musculaire et de la longue immobilité qui en est la suite est la déformation de certaines articulations qui est surtout visible aux membres supérieurs. Habituellement les cod sont légèrement écartés du tronc. Les avant-bras sont légèrement fléchis sur les bras, et les mains légèrement fléchies sur les avant-bras, sont ainsi ramenées au niveau de la ceinture. A la longue, les mains subissent une déformation due en partie à la subluxation et à une demi ankylose des articulations, en partie à des atrophies musculaires et qui n'est pas sans analogie avec celle qui caractérise le rhumatisme chronique. Le pouce et l'index sont allongés et rapprochés l'un de l'autre comme si le malade tenait une plume à écrire, les doigts dont les divers segments font entre eux une succession d'angles saillants et rentrants sont portés en masse sur le bord cubital (*Charcot*).

Dans les membres inférieurs la rigidité et les déformations qui sont la conséquence de l'immobilité prolongée peuvent simuler une contracture. Les deux membres sont alors dans l'adduction; les pieds raides, placés dans l'extension, s'inclinent en dedans et les doigts en griffe reproduisent la malformation désignée du nom de pied bot varus equin (*Charcot*). Nous verrons en parlant du diagnostic de la paralysie agitante comment on peut, presque toujours, remonter à la véritable cause de la déformation.

4° *Tremblement. Troubles de la parole et de l'écriture. Analyse graphique du tremblement.* — Nous avons vu, en parlant des modes de début de l'affection qui nous occupe, quel était le mode d'envahissement et quelles étaient les localisations les plus habituelles du tremblement qui constitue non le seul élément important mais l'élément principal de cette affection : nous avons dit également que contrairement à l'opinion de quelques observateurs, notamment de *Wesphale* et de *Dowse*, M. *Charcot* soutenait que la tête n'en était pas affectée et s'appuyait sur ce fait pour établir un caractère différentiel important entre le tremblement sénile et la paralysie agitante. Si la tête paraît quelquefois animée d'un mouvement oscillatoire elle le doit au tremblement du tronc et des membres qui lui sont communiqués et ne tarde pas à reprendre son immobilité si l'on maintient fortement le tronc et les membres du malade.

Les mains sont le siège le plus fréquent du tremblement dans la paralysie agitante : on le rencontre aussi fréquemment dans les membres inférieurs, dans certains cas aussi la langue, et dans la forme hémiplégique, une moitié seulement de la langue en est affectée. Ce tremblement est caractéristique. Car, non-seulement, il se compose de petites oscillations à peu près isochrones qui résultent de l'extension et de la flexion alternative des muscles antagonistes, mais encore le groupement de ces oscillations, l'attitude des membres qui en sont le siège, lui prêtent un caractère intentionnel et rappellent certains mouvements volontaires. Chez beaucoup de malades, le pouce se meut sur les autres doigts comme si ce sujet roulait un crayon ou se livrait à la fabrication d'une boulette de mie de pain ; chez d'autres, dit M. *Charcot*, les mouvements sont plus complexes et rappellent l'action d'émietter du pain, d'autres enfin sont affectés d'un mouvement continuel du genou et du pied comme s'ils faisaient agir la pédale d'un établi de tourneur (1).

1. Ce caractère intentionnel du tremblement est absolument spécial à la paralysie agitante et est d'une grande importance diagnosti-

Lorsque le tremblement siège dans la langue, il imprime à la prononciation un caractère spécial qui dès lors ne tient plus uniquement à la raideur des muscles qui servent à l'articulation des sons. La parole n'est plus seulement brève, saccadée, comme produite par un grand effort, elle est encore tremblée, entrecoupée comme elle l'est chez les individus qui sont saisis par un frisson intense.

Il n'est pas jusqu'à l'écriture qui ne ressente les effets du tremblement musculaire et qui n'en donne, pour ainsi dire, une reproduction graphique. Elle est irrégulière et les traits qui la composent, surtout ceux qui sont les plus déliés, sont finement sinueux comme on peut le constater sur les spécimens qui sont reproduits dans les leçons de M. *Charcot* et dans la thèse d'agrégation de M. *Fernet* (1). Ce caractère est d'autant plus important que l'on peut, en regardant l'écriture à la loupe, le reconnaître alors même que le tremblement est peu accusé et même à peine visible. La plume le reproduit en l'amplifiant à peu près comme le style de nos appareils enregistreurs.

L'intensité du tremblement dans la maladie de *Parkinson* est très variable. Nul pendant un sommeil profond, il reparaît pendant le rêve; faible lorsque le malade est calme et reposé il s'exagère lorsqu'il se livre à un effort, même lorsque cet effort a pour siège des muscles ou des membres encore respectés et sous l'influence de la fatigue physique et des émotions morales. Souvent encore, il subit des alternatives de calme et d'exacerbation que rien ne vient expli-

que. C'est à *Gubler*, alors interne à la Salpêtrière, qu'on doit de l'avoir signalé et étudié le premier.

1. *Fernet. loc. cit.*

quer; nous verrons plus tard quelle influence paraissent avoir sur lui les courants continus localisés à la moelle épinière.

Nous devons maintenant pousser plus avant notre analyse et étudier de plus près, au moyen de méthodes plus précises que la simple observation, le tremblement de la paralysie agitante. Si nous appliquons à son étude les ressources de la méthode graphique nous ne tarderons pas à nous convaincre qu'il n'a, considéré dans ses éléments, rien de caractéristique et qu'il ne diffère en rien des tremblements névropathiques, alcooliques ou de celui que l'on observe chez les paralytiques généraux. C'est ce que nous allons essayer de montrer en mettant à profit des recherches encore inédites dont *M. Chambard* nous a communiqué quelques résultats et pour l'intelligence desquelles nous renvoyons aux tracés graphiques qu'il nous a autorisé à reproduire.

M. Chambard a enregistré le tremblement des paralytiques agitants, à tous les degrés de la contracture musculaire : contracture faible, juste suffisante pour maintenir les membres dans une situation naturelle; contracture plus forte, capable de soutenir le membre libre ou chargé d'un poids dans une position plus ou moins fatiguante et anormale; enfin, contraction aussi énergique que possible : il s'est servi dans ses recherches de trois instruments, le tambour à réaction de Marey, le myographe et d'un instrument nouveau : le dynamographe.

Lorsque le malade se tient debout, ses bras pendant le long du corps, il tient sans effort entre le pouce et l'index de l'une de ses mains un tambour à réaction de *Marey*, les muscles du bras ne sont, dans ces conditions, astreints qu'à un effort juste suffisant pour maintenir dans cette position les différents segments du membre auxquels ils s'insèrent, et si on recommande au malade de rester bien immobile, on voit le tremblement se calmer peu à peu et même, dans certains cas, disparaître presqu'entièrement.

Dans ces conditions, le tremblement est relativement faible. Si on relie, par un tube, le tambour à réaction au tambour inscripteur, on voit la plume décrire sur le papier enfumé du cylindre enregistreur, une série d'oscillations régulières, équidistantes, se renouvelant environ huit à dix fois par seconde ; représentation graphique d'un tremblement qui ne diffère pas, à ce point de vue, de celui des paralytiques généraux, des alcooliques ou de tout autre malade trembleur (Fig. 1, *a*, *b*, *c*) (1).

Si, le malade tenant, par exemple, le tambour à réaction de la main droite, on lui commande de tenir avec la main gauche un objet quelconque, un dynamomètre, par exemple, on voit le tremblement augmenter dans le membre supérieur droit dans des proportions considérables (Fig. 1, *e*). Il en est de même lorsque les muscles de ce membre sont astreints à un effort plus grand que dans l'expérience précédente, lorsque, par exemple, ils doivent le maintenir étendu horizontalement et surtout lorsque son extrémité est, en outre, chargée d'un poids plus ou moins considérable (Fig. 1, *d*).

Dans ces conditions, les oscillations tracées par la plume inscriptrice sont beaucoup plus amples, et l'on voit s'accen-

1. Les tracés *a*, *b*, représentent le tremblement du bras droit et le tracé *c*, celui du bras gauche qui est beaucoup moins [illegible]noncé.

Figure 1 | Figure 2 | Figure 3

e *d* *c* *b* *a* *b* *a* *b* *a*

tuer une particularité que M. *Chambard* avait déjà signalée dans le graphique du tremblement de la paralysie générale et qu'il a retrouvée chez les paralytiques agitants. Nous voulons parler de ce qu'il nomme le phénomène de la décharge.

Prenons, par exemple, le tracé, dans un moment de calme relatif : le tremblement est faible, les oscillations décrites par le style sont peu élevées, quelquefois même la ligne du tracé est presqu'une droite finement sinueuse, tout-à-coup, comme si le muscle avait dans ce court instant de repos, épuisé toute sa force de stabilité, on voit les oscillations devenir beaucoup plus amples, et le tremblement s'exagérer notablement, puis une nouvelle période de calme succède à cet accès d'agitation qui s'est traduit sur le cylindre par une série plus ou moins longue, de grandes oscillations qui contrastent singulièrement par leur amplitude avec celles qui les précèdent et celles qui les suivent (Fig. 1-*b*).

Le tambour à réaction n'est pas le seul instrument qui permette d'inscrire le tremblement et d'en fixer d'une manière permanente la durée, le rhythme, l'amplitude et les modifications : il imprime également aux contractions musculaires, enregistrées avec le myographe et le dynamographe, des changements d'aspect que nous allons faire connaître d'après les graphiques que M. *Chambard* a recueillis.

On sait que la courbe de contraction musculaire se compose de trois parties : une partie ascendante qui représente la période de contraction, une partie horizontale qui représente le temps pendant lequel le muscle est contracté, et une partie descendante qui représente la décontraction musculaire. A l'état normal cette courbe est régulière ; dans les cas de tremblement, au contraire, sa portion horizontale est irrégulière, dentelée et rendue sinueuse par les oscillations semblables à celles qui caractérisent les tracés obtenus au moyen du tambour à réaction et qui ne sont pas sans analogie avec les dentelures, avec le peigne, que présentent les courbes de tétanos électrique et physiologique incomplet (Fig. 2, *a*, *b*). Ces représentations graphiques peuvent être obtenues, soit au moyen du myographe appliqué directement sur le muscle, soit au moyen du dynamographe que M. *Chambard* a imaginé et décrit dans une récente publication (1).

5° *Propulsion et rétropulsion locomotrices. Latero-pulsion oculaire.* — Un des symptômes les plus remarquables et les moins faciles à expliquer est la tendance à la propulsion et quelquefois à la rétropulsion que présente la démarche des malades atteints de paralysie agitante. Ce phénomène, d'ailleurs, n'est pas constant et ne paraît être nullement en rapport avec l'attitude inclinée des malades. Il existe en effet dans des cas encore peu avancés alors que cette attitude n'existe pas encore, ou n'est que très peu marquée, et d'ailleurs si cette tendance à pencher le corps en avant pouvait rendre compte de la propulsion, elle ne saurait expliquer la rétropulsion à laquelle elle semblerait mieux devoir s'opposer.

Trousseau (1) avait parfaitement décrit ce phénomène que les premiers observateurs n'avaient pas non plus ignoré

1. *Chambard, loc. cit.*
2. *Trousseau, loc. cit.*

et qui est, à leurs yeux, un des liens les plus apparents entre la scélotyrbe festinans et la paralysie agitante. Un avocat fort intelligent et malade depuis quatre ans, à la suite de vives émotions, entre dans son cabinet « le corps en « avant, en précipitant son allure, le bras droit demi fléchi « appuyé contre le corps et animé d'un léger tremble- « ment. »

Ces phénomènes se sont montrés également très apparents chez plusieurs des malades de M. *Charcot* : ordonne-t-on à une de ces malades de se lever « elle hésite pendant « quelques instants, incline le tronc en avant et après s'être « comme balancée, tout d'un coup elle se lève, mais alors « elle ne part pas, il semble qu'elle ait besoin de s'équi- « librer, elle est en quelque sorte incertaine, ayant le tronc « incliné en avant, enfin, elle se décide, lente tout d'abord « sa démarche progressivement s'accélère et après un par- « cours de dix mètres, elle se précipite de telle sorte que « si la malade ne rencontrait, à un moment donné, soit « un banc, soit un mur, soit un lit, elle tomberait brus- « quement. La propulsion est donc aussi nette que pos- « sible » *Bourneville* (1).

La rétropulsion semble être plus rare mais peut-être passe-t-elle souvent inaperçue des malades qui n'en ont connaissance que quand une circonstance fortuite les a déterminés à marcher à reculons. Un bon moyen de la mettre en lumière a été indiqué par M. *Charcot*. Le sujet étant debout et immobile, il suffit de le tirer légèrement en arrière, pour le voir marcher à reculons avec une vitesse croissante et finir par tomber s'il n'est pas soutenu.

1. *Bourneville*. Note aux leçons de M. *Charcot*

Un symptôme du même ordre et non moins intéressant a été récemment signalé et décrit par M. *Debove* (1) sous le nom de lateropulsion oculaire. M. Neumann (2) a eu l'occasion d'en observer également un cas et l'a relaté dans le *Progrès médical*.

Lorsque les malades de MM. *Debove* et *Neumann* lisaient un livre et surtout un journal imprimé sur plusieurs colonnes, ils éprouvaient pour passer d'une ligne à l'autre une difficulté qui se traduisait par un arrêt dans la lecture et dont la répétition amenait une fatigue cérébrale semblable à celle qui succède aux efforts souvent répétés. Pour expliquer ce curieux phénomène, M. *Debove* avance et non sans une grande apparence de raison, que l'œil parvenu à l'extrémité d'une ligne est entraîné plus loin encore et qu'il faut au sujet, un effort d'attention et le déploiement d'une certaine volonté pour le reporter au commencement de la ligne située au-dessous. Dans ces conditions, le passage d'une ligne à l'autre cesse d'être automatique et devient conscient et par conséquent rapidement fatiguant. Ce trouble de la musculature de l'œil présente une grande analogie avec les troubles de la marche que nous avons mentionnés et le nom de latéro-pulsion oculaire est très propre à le représenter.

6° *Troubles de la sensibilité.* — Les paralytiques agitants perçoivent normalement la sensation de contact, pincement, piqûre, pression et température, mais ils présentent

1. *Debove*. Communication à la *Société médicale des hôpitaux*. — *Progrès médical*. 1878. 16 février.

2. *Neumann*. Lateropulsion oculaire dans un cas de paralysie agitante — *Progrès médical* 1879, n° 32.

néanmoins un certain nombre de troubles de la sensibilité qui contribuent pour une bonne part à faire de la maladie de Parkinson une affection des plus pénibles.

Nous avons déjà parlé de sensation de fourmillement, de picotement, de crampes plus ou moins douloureuses, de douleurs rhumatoïdes et névralgiformes qui signalent la première période de l'affection et précèdent en général l'apparition du tremblement. Des souffrances analogues mais surtout une sensation de prostration, de fatigue, de courbature, de tension et de tiraillement des masses musculaires suit souvent les paroxysmes de l'agitation : il s'y joint encore également après ce paroxysme un besoin incessant de changer de position ; une impatience de rester en place qui est d'autant plus pénible que les malades, grâce à la raideur de leurs muscles ne se meuvent que lentement et difficilement.

A ce trouble de la sensibilité il faut ajouter une sensation purement subjective de froid quelquefois même beaucoup plus souvent de chaleur qui rend aux malades le poids de leurs couvertures insupportable et les oblige à se découvrir. C'est également pendant la nuit que les douleurs, le besoin de mouvement, l'agitation sont à leur comble. Nous en trouvons un bel exemple chez le nommé F..., dont on lira plus loin l'observation. Chez ce malade les crampes et les secousses musculaires ne se calmaient que s'il mettait les pieds sur les carreaux froids de sa chambre, la sensation de chaleur était très prononcée et s'accompagnait en outre de sueurs abondantes.

Il était naturel, en présence d'un trouble de calorification aussi singulier, de rechercher si la température du corps était réellement augmentée. C'est ce qu'a fait M. *Charcot* qui a pu constater que toujours la température était physiologique quels que fussent le tremblement et la sensation de chaleur. A ce propos, M. *Charcot* établit une distinction entre les contractures dynamiques qui ne s'accompagnent pas d'élévation thermique et le tremblement de la paralysie agitante appartient à cette catégorie, et les contractions statiques qui, ainsi que M. *Béclard* l'a démontré ne vont pas sans une élévation plus ou moins considérable de la température (1).

7° *Troubles de sécrétion caractère de l'urine.* — *Bence Jones* a constaté que dans la chorée et le *delirium tremens*, affections qui se caractérisent par une grande dépense de force musculaire, la composition des urines était modifiée et que la proportion des sulfates y était notamment augmentée.

Plus tard *M. Regnard* a constaté que, dans la paralysie agitante, et contrairement à ce que pouvaient faire prévoir les résultats obtenus par *Bence Jones* l'urine contenait moins d'acide sulfurique qu'à l'état normal. La quantité d'urée n'était pas modifiée (2), d'ailleurs *Lehmann* et *Grüner* pour

1. *Charcot* et *Bouchard*. Sur les variations de température centrale qui l'observent dans certaines affections convulsives et sur la distinction qui doit être établie à ce point de vue, entre les convulsions cloniques et les convulsions toniques. Mémoires de la société de Biologie, 1866.

2. Sur 14 dosages faits sur deux malades de *M. Charcot*, *Regnard* a trouvé les chiffres moyens suivants : Urée : 19,50. Acide sulfurique 1,25 au lieu de 2 gr.

la paralysie agitante et *Vogel* pour la chorée, avaient déjà observé cette diminution des sulfates (1).

Plus récemment, M. Chéron (2) a publié dans le *Progrès médical* un travail intéressant sur la composition chimique de l'urine dans la maladie de *Parkinson* et sur les réactions diagnostiques et pathogéniques qu'il est permis d'en tirer. Après avoir exprimé l'opinion que la paralysie agitante proprement dite était précédée de longtemps par une période d'affaiblissement des fonctions de relation dont une analyse fréquente de l'urine permettrait de suivre les progrès, *M. Chéron* fait justice de la théorie de *Bence Jones* sur l'augmentation du taux des sulfates qui n'ont aucune raison pour être sécrétés en plus grande quantité puisqu'il n'y a pas élévation de température et par conséquent pas d'augmentation des combustions organiques.

D'après M. Chéron dans la paralysie agitante, la quantité d'urine est augmentée et même quelquefois doublée. Le taux de l'urée est normal et son élévation apparente est due à la polyurie. Le chlorure de sodium, les sulfates ne sont pas augmentés, ces derniers subiraient plutôt une légère diminution, mais il en est tout autrement de la proportion des phosphates.

L'augmentation des phosphates, dit M. *Chéron*, précède de beaucoup les signes actuellement nécessaires pour diagnostiquer la paralysie agitante, elle en suit tous les progrès :

1. *Regnard.* — Note à la deuxième édition des leçons de M. Charcot, p. 179.

2. *Chéron.* De la modification importante que subit la constitution chimique de l'urine dans la paralysie agitante (phosphaturie). *Progrès Médical* 1877, n° 48.

diminuant quand elle s'amende, augmentant quand elle s'aggrave et se modifie parallèlement à elle sous l'influence de diverses méthodes thérapeutiques et notamment des courants continus (1) (2).

Nous avons cette année examiné dans notre laboratoire l'urine de neuf malades atteints de paralysie agitante, l'analyse de chaque liquide a été faite trois fois à deux mois d'intervalle.

1. Nous croyons devoir résumer deux des analyses contenues dans le mémoire de M. *Chéron*.

Premier cas : 11 ans avant le début du tremblement. Urines abondantes et jumenteuses et dépression progressive des forces physiques et intellectuelles.

Quantité : Élevée au début : 2400 à 2050, tombée dernièrement à 800.

Densité : 1,020 à 1,025.

Réaction : Au début, alcaline.

Urée : D'abord 35 gr. puis 25 à 30 gr.

Chlorure de sodium : 8 à 15 gr.

Sulfates : Au début 2,48 — puis 1,04 — 1,00 — 2,60 — 3,60 — 2,70 — 1,25 — 4,50, etc. (En général diminution).

Phosphates : Moyenne physiologique 2,10 d'acide phosphorique.

Chez M. X..., 5,12 — 4,55 — 3,30 — 3,52 — 2,18 — 2,37 — 2,16 — 2,05 — 2,15 — 2,10 — 1,00 — etc. Sous l'influence du traitement par les courants continus.

Deuxième cas : Affaiblissement physique et intellectuel, polyurie, urine jumenteuse. Longtemps avant le début de l'affection.

Q. : D'abord 2700 — 2100 — 0 gr. 850.

D. : 1022 à 1032.

R. : Quelquefois très alcaline.

Urée normale : (18 à 30 gr.) 9 gr. 10 à 12.

Na. cl. normal. 10 à 15 gr.

Sulf. : 0=96 à 1,80. Diminution au repos absolu.

Phosph. : 3,55 à 5 gr. 26 (Très notable augmentation).

2. Dans un cas de paralysie agitante, M. *Topinard* a signalé la glycosurie.

C'est la moyenne des résultats obtenus que nous allons donner ici :

La quantité d'urine rendue n'a jamais été au-dessous de 900 gr.; elle n'a jamais dépassé 1700.

La densité a oscillé entre 1015 et 1025.

Jamais nous n'avons constaté la présence de l'albumine, le réactif de Tanret a bien fait naître deux ou trois fois un léger trouble, mais il s'agissait là très probablement de peptones.

Jamais de sucre (nous avons eu recours au polarimètre), jamais d'épithéliums.

L'urine de six malades nous a toujours été remise limpide et sans dépôt, celle des trois autres était trouble et présentait un dépôt assez abondant.

Dans tous les liquides, l'urée a toujours oscillé entre 18 et 26 gr. : la moyenne physiologique, nous avons employé le procédé de Lecomte (oxydation de l'urée par les hypochlorites).

Les chlorures n'ont jamais été au-dessous de 12 gr., ils n'ont pas dépassé 17 gr.; j'ai employé pour leur dosage le procédé de Liebig. Il est basé sur ce principe que le sel de cuisine a la propriété de se transformer par l'action du nitrate mercurique, en sublimé et en nitrate de soude.

Les sulfates ont toujours été au-dessous de la moyenne physiologique, M. Regnard a constaté qu'au lieu de trois grammes d'acide sulfurique il y en avait 1,25 ou 1,50, la plus forte dose que nous ayons rencontrée a été de 1,80, la plus faible de 1,30. Nous avons employé pour ces dosages une solution titrée de chlorure de barium de manière à ce qu'un c. c. du réactif corresponde à dix milligr. d'acide sulfurique.

Les phosphates dans les urines limpides et sans dépôt existaient en quantité normale. La moyenne de l'acide phosphorique trouvé a été de 2 gr. 30. Le dosage de cet acide a été fait également par la méthode des volumes à l'aide d'une solution titrée d'acétate d'urane.

Le réactif a été titré de telle sorte que 1 c. c. correspondait à cinq milligr. d'acide phosphorique.

Chez les trois malades dont les urines nous ont été données troubles et avec un dépôt, nous avons constaté à chaque dosage que la proportion des phosphates était presque le double de celle qui existe à l'état physiologique. La moyenne de l'acide phosphorique a été de 4 gr. 20.

De ces résultats nous croyons pouvoir conclure que dans la paralysie agitante, à l'exception des sulfates qui diminuent, les autres éléments de l'urine ne sont pas sensiblement modifiés. Et bien que nous ayons trouvé trois fois sur neuf une notable augmentation de phosphates, nous n'envisageons pas ce résultat au même point de vue que M. Chéron ; il nous semble plus rationnel, comme M. Bouchon l'a démontré dans sa thèse, d'admettre que la phosphaturie à un moment donné est presque toujours la compagne des affections chroniques.

§ 3. — *Forme de la maladie de Parkinson.* *Formes frustes.*

On ignore encore si aux diverses circonstances étiologiques qui favorisent ou déterminent l'apparition de la paralysie agitante correspondent des formes cliniques de la maladie, en tant seulement, ainsi que nous l'avons dit plus haut, que la maladie avait un mode de début différent selon qu'elle succédait à des influences morales ou à une autre cause traumatique.

Lorsqu'on examine un certain nombre de sujets, on est cependant frappé de ce fait que chez les uns, la douleur, la sensation de fatigue, la raideur musculaire, l'immobilité des articulations, la sensation subjective de chaleur l'emportent sur le tremblement, tandis que chez les autres, l'agitation musculaire occupe, dans l'appareil symptomatique, la première place. Nous ignorons encore à quelles conditions anatomiques et étiologiques répondent ces différences, mais s'il est utile de les connaître, il faut surtout avoir bien présents à l'esprit les cas où la paralysie agitante ne s'accompagne que d'un tremblement à peine visible et même ne s'accompagne d'aucune espèce de tremblement (1).

M. *Charcot* a désigné ces formes du nom de formes frustes et en a rapporté deux cas remarquables, dont l'un, celui de Mlle G...., se signalait surtout par une absence complète de tremblement, et c'est sur les faits de ce genre qu'il s'appuie pour préférer à la dénomination de paralysie agitante, celle de la maladie de *Parkinson*. La première de ces dénominations peut être, en effet, en tous points mensongère. Car le trouble du mouvement n'est pas de nature véritablement paralytique, et l'agitation fait quelquefois entièrement défaut.

1. *Charcot*. Du tremblement dans la maladie de Parkinson. *Progrès médical*, n° 50. 1876.

§ 4. — *Marche.* — *Terminaison.* — *Pronostic.*

La maladie de *Parkinson* est une affection de longue durée : nous avons vu que les premiers symptômes peuvent être précédés pendant de longues années, d'après M. *Chéron*, par des troubles urinaires dont les principaux sont la polyurie et la phosphaturie, et lorsque le tremblement et la raideur musculaire ont rendu le diagnostic indiscutable, il peut s'écouler, dix ans, vingt ans, et même trente ans avant que la mort survienne plus souvent encore par le fait des complications que par celui de l'affection ellemême.

La paralysie agitante n'est pas moins une des affections les plus terribles qui aient leur siége dans le système nerveux surtout lorsque prédominent les phénomènes de contracture et de raideur musculaire. Immobiles dans leur fauteuil, figés en quelque sorte dans une position fatigante et toujours la même, incapables de se livrer à toute occupation un peu sérieuse et un peu prolongée, privés quelquefois même de la distraction de la lecture, en proie à un tremblement continuel, dormant mal, mangeant avec difficulté, tourmentés par un besoin d'agitation incessant que leur immobilité forcée rend encore plus impérieux, les paralytiques agitants sont d'autant plus malheureux que l'affection qui les a frappés ne guérit presque jamais, sinon jamais et met plus de lenteur à les conduire au tombeau.

Il n'est pas jusqu'à la période cachectique de cette affection qui ne soit interminable et ne puisse durer jusqu'à 3 ou 4 ans. Les malades alors s'affaiblissent, tombent dans une sorte de torpeur physique et intellectuelle, leurs facultés mentales s'altèrent, des idées hypochondriaques et mélancoliques s'emparent de leur esprit, des escharres apparaissent au sacrum et le malade meurt soit des progrès mêmes de sa cachexie spéciale, soit d'infection putride comme un des malades de M. Vulpian (1), soit d'une affection intercurrente.

Parmi ces affections intercurrentes une des plus communes est la pneumonie et il est singulier que tandis que les pneumonies tuberculeuses et la tuberculose pulmonaire mettent souvent fin à la vie du malade atteint d'ataxie locomotrice ou de sclérose en plaques, ces lésions pulmonaires n'aient jamais ou presque jamais été constatées à la période ultime de la paralysie agitante. La fréquence de la pneumonie au contraire a été signalée par *Trousseau* et par M. *Charcot* qui l'ont vue mettre fin à la maladie de Parkinson sans avoir pu expliquer la fréquence de cette complication.

Le tremblement s'amende quelquefois pendant la durée de cette pneumonie terminale et dans les derniers jours de la cachexie propre à la maladie qui nous occupe. Chez une malade du service de M. *Charcot* dont l'observation est reproduite dans la thèse de M. *Claveleira,* il avait même complètement disparu l'avant-veille de la mort (2).

1. *Vulpian. Clinique de la Charité.* — Paralysie agitante.
2. Claveleira, de la paralysie agitante, th. 1872.

CHAPITRE III

ÉTIOLOGIE

La paralysie agitante est loin d'être une rareté pathologique : on en rencontre dans les auteurs de nombreuses observations, il n'est pas de service à l'hôpital où on ne puisse chaque année en voir plusieurs cas et les hospices consacrés aux maladies incurables et à la vieillesse en fournissent des exemples assez nombreux pour que l'on puisse en faire une étude complète. On pourra se convaincre de ce fait en jetant les yeux sur le tableau qu'a publié *Ordenstein* de toutes les affections que l'on rencontre à la Salpêtrière tant dans les dortoirs qu'à l'infirmerie et dans la division des incurables (1).

Nous allons maintenant passer en revue les différentes conditions qui déterminent ou du moins qui favorisent le développement de la maladie de *Parkinson*.

1° *Sexe.* — D'après la plupart des observations, la fréquence de la maladie de *Parkinson* est à peu de chose près la même dans l'un et l'autre sexe, et si l'on en a publié peut-être un plus grand nombre d'observations concernant des malades du sexe féminin, cette différence tient, sans doute, à ce que l'affection qui nous occupe a surtout été étudiée, en France du moins, dans un hospice de

1. *Ordenstein*. Loc. cit.

femmes et qu'un grand nombre des travaux qui lui ont été consacrés ont tiré leurs matériaux de la Salpêtrière. M. *Grasset* (1) regarde cependant la paralysie agitante comme un peu plus commune chez la femme que chez l'homme.

2° *Age*. — Il est incontestable que la paralysie agitante est une affection de l'âge mûr et même de la seconde moitié de la vie : depuis quelques années cependant, quelques cas ont été signalés chez de tout jeunes gens et même chez les enfants. Ces cas sont rares, à la vérité, *Huchard* (2) en a observé un exemple chez un enfant de trois ans, *Meschedè* chez un enfant de douze ans, *Fioupe* chez un enfant de quinze ans. *Jones* (3) a consacré un travail à la paralysie agitante infantile, enfin *Duchenne* de Boulogne en a communiqué à M. *Fernet* une observation concernant un jeune homme de seize ans, cultivateur, et de constitution athlétique (4).

Ordenstein qui ne semble pas avoir observé de ces faits exceptionnels de paralysie agitante infantile qui, ainsi que le fait très bien remarquer *H. Jones*, revêtent un caractère spécial et se rapprochent de la chorée procursive, dresse de la fréquence de cette affection aux différents âges, le tableau suivant :

1. *Grasset*. Maladies du système nerveux, 1879.
2. *Huchard*. Observation de paralysie agitante datant de l'âge de trois ans. Union médicale, n° 7.
3. *Handfield Jones*. Clin. lect. on cases of paralisis agitans Britische medical journal 1879.
4. *Fernet*. Loc. cit.

Entre 30 et 40 ans	6
— 40 et 50 ans	9
— 50 et 60 ans	5
— 60 et 70 ans	10

D'où il semblerait résulter que la vie comprend deux périodes dans lesquelles la maladie de Parkinon se rencontrerait le plus fréquemment : de 40 à 50 ans, puis de 60 à 70 ans.

3° *Hérédité*. — On connait quelques faits de transmission héréditaire directe de la paralysie agitante, et l'analyse des observations montre qu'un certain nombre de malades comptent parmi leurs ascendants des névropathes, des alcooliques, ou de véritables aliénés et ce fait joint aux antécédents névropathiques des sujets eux-mêmes tendrait à faire admettre une forme névropathique de la maladie de *Parkinson*.

Une autre forme de cette maladie paraît être la forme arthritique. Un certain nombre de malades ont eu et ont encore au moment de l'invasion du tremblement, des accidents que l'on peut rattacher à l'arthritisme, mais encore leurs ascendants ont présenté des accidents de même nature. L'observation CLX de la clinique de M. *Vulpian* nous en fournit un exemple très-net.

4° *Influences constitutionnelles*. — L'hérédité, d'après M. Leroux (thèse de Paris 1880), occuperait une très-large place dans l'étiologie de cette maladie.

Nous voyons dans les observations III, IV, V, de cette thèse, la maladie exister chez les ascendants avec tous ces caractères et se manifester avec les mêmes caractères de paralysie agitante chez les enfants. Dans les observations

VI et VII, à la folie chez les ascendants succède chez ceux qui viennent après la paralysie agitante.

En fait, il résulte de ce travail que l'opportunité morbide étant créée par l'hérédité, le froid humide et une grande frayeur constituent les causes les plus puissantes qui font éclater la maladie.

Il résulte de ce que nous venons de voir et des renseignements que fournit l'étude des antécédents héréditaires et personnels des malades que l'état névropathique d'une part, et la constitution arthritique de l'autre semblent avoir une influence notable sur le développement de la paralysie agitante. Quelques cliniciens parmi lesquels nous citerons M. le professeur *Ball* admettent même une forme rhumatismale de la maladie de Parkinson.

M. *Grasset*, d'autre part, a observé chez une femme de l'hôpital Général de Montpellier un cas de paralysie agitante post-hémiplégique qu'il compare à l'hémichorée post-hémiplégique. Si les faits de ce genre se multipliaient, ils fourniraient certainement un argument de plus à la manière de voir qui rapprocherait la paralysie agitante du groupe des chorées comme l'athetose en a été déjà rapprochée.

Nous signalerons seulement pour mémoire, car il est isolé jusqu'ici, le cas de paralysie agitante observé par *Romberg* à la suite d'un accès de fièvre intermittente.

INFLUENCE DU CLIMAT.

5° *Causes physiques. — Froid. Traumatisme.*

Les causes physiques de la paralysie agitante sont de deux ordres : le froid et le traumatisme.

Le froid humide parait avoir plus d'influence encore que le froid sec et c'est dans les pays où le climat remplit la première de ces deux conditions que la maladie de Parkinson se montre avec la plus grande fréquence : c'est ainsi que, d'après *Saunders*, elle se rencontre plus souvent qu'ailleurs en Angleterre et dans l'Amérique du nord. Le froid humide accidentel semble avoir aussi une action à l'appui de laquelle on peut citer un certain nombre d'observations. *Gall*, cité par *MM. Charcot* et *Vulpian* rapporte qu'un homme de 41 ans fut prit de tremblement quatre jours après avoir passé sur un bateau à vapeur une nuit pendant laquelle ses habits furent trempés par un orage, *Romberg* (1) cite un homme de Magdebourg qui fut atteint des symptômes caractéristiques de la paralysie agitante peu de temps après avoir été attaqué et dépouillé pas les cosaques pendant une nuit froide et son corps étant en sueur. Il était resté couché dans cet état, pendant plusieurs heures sur la terre humide. Enfin *Betz* et *Charcot* ont observé des cas analogues. Le premier chez un sujet qui s'était lavé la tête à l'eau froide, son corps étant en sueur, le second chez une femme

1. *Romberg*, klinische Ergebnisse. Berlin 1846.

qui habitait un rez-de-chaussée humide et vendait des gauffres en plein air.

Le traumatisme paraît jouer un certain rôle dans la pathogénie de la maladie de Parkinson. *Door* (1) parle d'une jeune fille de dix-neuf ans qui fut prise de tremblement à la suite d'une piqûre d'épine ; mais comme ce tremblement d'abord localisé aux membres blessés, puis généralisé, disparut ensuite entièrement le cas de *Door* ne saurait présenter une valeur absolue, il en est autrement des faits observés par *Charcot* dont quelques-uns ont été récemment publiés dans le *Progrès médical* (2).

Une femme se contusionne la cuisse gauche en tombant de voiture ; peu après elle ressent une vive douleur sur le trajet du sciatique et bientôt survient un tremblement caractéristique, qui d'abord localisé au membre blessé, se généralise peu à peu. Une autre malade fut prise de tremblement à la suite d'une douleur violente ressentie sur le parcours des nerfs de la jambe et du pied.

Ces influences : refroidissement et traumatisme semblent s'être réunies chez le nommé F... dont nous publions l'observation recueillie par M. *Chambard* à la clinique de Sainte-Anne. Cet homme, chargé de cimenter des blocs d'acier à la Monnaie, travaillant toute la journée dans une pièce où se trouvaient des fours à reverbère et dont la température s'élevait à plus de quarante degrés, était, sans nul doute, exposé à de nombreux refroidissements ; mais d'autre part l'action d'exposer son bras droit au rayonnement

1. *Door* cité pas *Charcot*.
2. *Charcot*, *Progrès Médical* 1878.

d'un foyer ardent, de le plonger ensuite dans l'eau froide, constituait pour les nerfs de ce bras un traumatisme d'une nature spéciale et constamment répété. Ce traumatisme a pu certainement jouer un rôle dans la détermination et la localisation du tremblement qui a commencé par le bras qui y était exposé.

6° *Causes morales.* — Les émotions vives, les secousses morales violentes, un chagrin inattendu, une grande et subite frayeur, ont une influence incontestable sur le développement de la paralysie agitante, et les observations qui le démontrent sont loin d'être rares. Tout le monde connaît le cas d'*Oppolzer* concernant un bourgeois de Vienne effrayé par la chute d'une bombe, et les sièges de Paris et de Strasbourg ont permis de recueillir un certain nombre de faits analogues (observation de *Kots* et de *Fioupe*). *Charcot* rapporte l'histoire d'une femme de garde-national qui ayant vu, en 1832, pendant les émeutes de Paris le cheval de son mari revenir désarçonné, craignit que son mari n'eût été tué et se mit à trembler le jour même. M. *Hillairet* observa le même fait sur un homme qui vit son fils tué sous ses yeux.

7° *Considérations générales sur l'étiologie de la paralysie agitante.* — L'analyse des causes prédisposantes et déterminantes de la paralysie agitante, semble démontrer que cette affection ne relève pas d'une cause unique, et nous permet d'espérer que lorsque l'attention se sera suffisamment portée sur son étiologie, on pourra en distinguer plusieurs espèces différentes, sinon au point de vue symptomatique, du moins au point de vue étiologique.

Dès à présent, nous croyons pouvoir tenter, à titre

d'essai, de diviser les cas actuellement connus en trois catégories :

Les uns surviennent chez des sujets nerveux et souvent héréditairement prédisposés aux maladies nerveuses. L'invasion de la maladie est brusque et souvent déterminée par une cause morale impressionnant violemment et subitement le système nerveux. Cette forme, s'il fallait lui donner un nom, mériterait celui de forme névropathique.

La seconde catégorie pourrait être désignée du nom de paralysie agitante rhumatismale. Les sujets qui en sont frappés ont présenté des manifestations diverses de l'arthritis ou sont héréditairement prédisposés à cette maladie constitutionnelle. Chez eux, l'affection débute insidieusement, progresse lentement, et semble se caractériser par la prédominance de la raideur musculaire et des troubles de la sensibilité. Elle reconnaîtrait souvent aussi comme cause déterminante l'action du froid et surtout du froid humide.

Une troisième catégorie de cas enfin, comprend ceux dans lesquels le tremblement a succédé à un traumatisme ou à une irritation longtemps répétée portant sur un tronc nerveux. Son début et son invasion pourraient être lents ou rapide,s et le nom de paralysie agitante réflexe pourrait lui être consacré.

CHAPITRE IV

DIAGNOSTIC

Le diagnostic de la paralysie agitante doit être fait à toutes les périodes de son évolution. Nous en indiquerons les principaux éléments à ses périodes latente, d'invasion, d'état et terminale.

1° *Période latente.* — D'après M. *Chéron*, dont nous avons cité le travail en parlant des troubles de la sécrétion urinaire, les symptômes pathognomoniques de la paralysie agitante seraient longuement préparés par un épuisement de l'organisme en général et de la substance nerveuse en particulier. Cet épuisement caractérisé par un affaissement des forces physiques et des facultés intellectuelles, se traduirait par des modifications de la sécrétion urinaire dont la polyurie et la phosphaturie seraient les principaux éléments.

M. *Chéron* pense qu'il y aurait une grande importance à reconnaître la maladie à cette période que nous appellerions volontiers : période latente. Les résultats thérapeutiques qu'il a obtenus lui semblent permettre d'espérer alors de la guérir. En présence des symptômes généraux qu'il décrit, on devra donc désormais, au lieu de se contenter de rechercher dans l'urine la glucose ou l'albumine, y doser encore les phosphates et lorsqu'on aura reconnu leur augmentation, penser à la période préparatoire de la maladie de Parkinson et diriger le traitement en conséquence. Cela serait parfait si nos analyses d'urine ne nous engageaient à mettre en doute l'existence de la phosphaturie qui fait la base du raisonnement de M. *Chéron.*

2° *Période d'invasion.* — Lorsque le temblement succède d'emblée à une émotion morale ou lorsqu'il se montre rapidement à la suite de toute autre influence, il faut en établir le diagnostic différentiel avec d'autres affections que nous signalerons plus loin, mais il n'en est pas toujours ainsi et nous avons vu que la maladie de Parkinson pouvait s'annoncer par des douleurs névralgiformes et rhumatoïdes qui pourraient être confondues avec de véritables douleurs rhumatismales. Le diagnostic sera, dans certains cas, d'autant plus difficile que l'analyse des observations nous montre que beaucoup de malades ont eu déjà de véritables manisfestations rhumatismales ou ont reçu l'arthritisme en héritage pathologique.

Ce point de diagnostic différentiel que les auteurs nous paraissent avoir laissé dans l'ombre, mériterait sans doute d'être étudié de plus près. En présence d'un cas pareil, le clinicien n'a, dès à présent, d'autres ressources que d'épier l'apparition de la raideur musculaire et surtout le tremblement qui ne sauraient se faire longtemps attendre. Dans certains cas, l'inscription graphique des contractions musculaires par les procédés que nous avons indiqués plus haut pourront rendre quelque service au diagnostic ; il en est de même de l'écriture qui, ainsi que le remarque M. *Charcot*, paraît souvent tremblée, irrégulière, anguleuse, alors que l'inspection du membre ne décèle encore aucune agitation.

3° *Périodes d'etat et terminale.* — Rien n'est plus juste que de diagnostiquer la paralysie agitante lorsque tous les symptômes sont réunis et suffisamment développés : nous devrons cependant dire quelques mots des formes frustes et du diagnostic différentiel du tremblement qui lui est propre avec quelques autres tremblements.

M. *Charcot* a bien posé le caractère de ce qu'il a appelé, comme pour certaines formes d'ataxie locomotrice, les formes frustes de la paralysie agitante. Le tremblement fait défaut comme dans l'observation de la femme G..., ou, du moins, est très difficilement perceptible, mais d'une part, les procédés graphiques, qui sont pour les mouvements de quelque nature qu'ils soient, un véritable procédé d'amplification microscopique, peuvent les mettre en évidence, et d'autre part, la raideur musculaire, la propulsion et la rétropulsion, l'immobilité de la face, la sensation subjective de chaleur qui porte les malades à se découvrir, sont des symptômes qui ne manquent jamais tous à la fois et qu'on ne rencontre guère que dans la maladie de *Parkinson*.

Lorsque le tremblement existe et c'est de beaucoup le cas le plus fréquent, peut-on le confondre avec d'autres tremblements ? Nous croyons pouvoir répondre hardiment par la négative au moins pour l'immense majorité des cas. Ce tremblement qui revêt un caractère singulièrement intentionnel à ce point que les malades semblent rouler une boulette ou presser la pédale d'un tour est absolument pathognomonique. Le tremblement sénile en diffère précisément par ce caractère important et par l'agitation propre de la tête. Quant aux tremblements névropathique, alcoolique, saturnin, et aux mouvements irréguliers ou rythmiques de chorée simple et rythmique, ils ne sauraient lui être un instant comparés. M. *Chambard* nous a cependant montré l'observation d'une hystérique du service de M. *Proust* chez qui un tremblement du bras droit simulait et rappelait de loin celui de l'affection qui nous occupe, mais chez cette malade les mouvements si caractéristiques du pouce et des doigts faisaient défaut.

Nous ne sommes plus au temps où l'on devait établir avec soin le diagnostic différentiel de la sclérose en plaques et de la paralysie agitante, la première de ces maladies est aujourd'hui bien connue.

Le tremblement de la paralysie agitante est constant : il peut diminuer sous l'influence du repos physique et moral, mais il ne disparaît jamais entièrement et peut redoubler alors même que le malade ne se livre à aucun mouvement ; dans la sclérose en plaques, au contraire, le tremblement n'existe que pendant les mouvements volontaires et occupe aussi bien la tête que les membres. Ses caractères sont entièrement différents dans l'une et l'autre de ces deux maladies : un malade atteint de paralysie agitante, porte-t-il un verre à ses lèvres, il le fait avec la lenteur et la raideur que nous avons signalées, sa main est secouée par le tremblement caractéristique, mais il mène le verre droit au but qu'il lui a assigné ; il en est tout autrement dans la sclérose en plaques : au fur et à mesure que le verre que le malade veut porter à ses lèvres s'en approche, il décrit des oscillations de plus en plus grandes et de plus en plus irrégulières et le but est presque toujours manqué.

Nous rencontrons, en outre, dans la seconde de ces affections des symptômes qui manquent absolument dans la première et qui répondent aux différentes localisations des plaques cérébro-spinales, parmi ces symptômes, nous citerons notamment les troubles intellectuels, les troubles de la vision et de l'audition, les vertiges, les attaques apoplectiformes, le nystagmus, l'embarras de la parole qui est remarquablement scandée et tous les symptômes, en un mot, qui indiquent des lésions en foyer et localisées du système nerveux central.

Nous devons cependant citer une observation que nous ne connaissons, il est vrai, que par une analyse, qui semblerait montrer que dans un cas des plaques scléreuses du système nerveux ont pu déterminer un complexus symptomatique plus ou moins analogue à celui de la maladie de Parkinson ; nous voulons parler d'un fait récemment publié par *Schultze* (1) relatif à un malade dont le bras gauche était animé d'un tremblement continuel et rhythmique semblable à celui qui caractérise l'affection décrite par *Parkinson* et qui mourut de pneumonie pendant le cours de laquelle le tremblement avait entièrement disparu. Ce malade avait, en outre, de la titubation et des vertiges. On trouva à l'autopsie des plaques scléreuses de la moelle localisées surtout à la partie postérieure de la moelle lombaire.

Il nous faudrait pour connaître cette observation, l'avoir lue dans le texte ; mais rien ne s'oppose à admettre soit la

1. Uber der verhalniss der paralysis agitans gur multiple sclerose des Rückenmarkes. F. *Schultze* arch. für path. anat. und pysiol. LVIII. p. 120.

concomitance des deux affections soit la présence de lésions déterminant non la maladie de Parkinson ou même un de ses phénomènes. Ne voit-on pas chaque jour une lésion cérébrale déterminer un des symptômes de l'hystérie, soit l'hémianesthésie, soit l'hémichorée sans créer pour cela cette névrose.

CHAPITRE V

ANATOMIE PATHOLOGIQUE

Bien que d'assez nombreuses autopsies de paralysie agitante aient été faites et quelques unes par des hommes autorisés, l'anatomie pathologique de cette affection reste encore inconnue et aucun fait anatomique certain ne vient détruire la présomption qui repose sur les faits cliniques de la nature névropathique de la maladie de Parkinson.

Les autopsies faites jusqu'à ce jour peuvent en effet se ranger en deux grandes classes comprenant la première celles qui ont donné des résultats négatifs et la seconde celles qui ont permis de constater les lésions du centre nerveux que l'on peut rattacher de près ou de loin à la paralysie agitante.

A la première classe appartiennent les faits de *Ollivier*, *Simon*, *Kuhne*, et trois autopsies de M. *Charcot* (1).

La seconde comprend un grand nombre d'autopsies dans lesquelles les lésions les plus diverses ont été vues, nous n'indiquerons que les principales :

Lebert (2) a trouvé un foyer de sclérose avec rétraction siégeant dans la partie supérieure de la moelle épinière.

Cohn une atrophie de la moelle, au niveau de la deu-

1. Voir la thèse d'*Ordensein*.
2. *Lebert*. arch. der Praktischen Medic. Tübingen 1860.

xième cervicale. *Caylay Murchison* une sclérose médullaire corticale avec élargissement du canal central qui était rempli de cellules semblables à des leucocytes : ces lésions siégeaient aux régions cervicale et dorsale (1). *Charcot* et *Joffroy* dans trois cas ont noté des lésions du canal central : catarrhe de l'épithélium épendymaire, sclérose et prolifération nucléaire de l'épendyme et une pigmentation notable des cellules nerveuses de la colonne de *Clarke* (2).

Dans une autre catégorie de cas ce sont les lésions de l'encéphale qui semblent dominer. *Marshall Hall* a trouvé une sclérose du pont de Varole et des tubercules quadrijumeaux, *Leubuscher* une tumeur du pont de Varole, *Cohn*, une atrophie du cerveau, *Rosenthal*, un ramollissement du pont de Varole et d'une partie de la moelle allongée, *Leyden* une tumeur sarcomateuse de la couche optique avec ramollissement de la protubérance annulaire *Chvostek* enfin une encéphalite avec induration de la corne d'Ammon.

Nous rangerons dans une troisième catégorie les cas dans lesquels les lésions ont été constatées à la fois dans la moelle et dans l'encéphale et nous citerons ceux de *Parkinson* qui trouva une augmentation de volume avec induration du pont de Varole, de la moelle allongée et de la portion cervicale de la moelle et qui ajoute que les nerfs de la langue et du bras étaient « comme tendineux » — de *Stoffello et Oppolzer* : atrophie du cerveau avec hydropisie secondaire des ventricules et des méninges, kyste apoplec-

1. *Loc. cit.*
2. *Joffroy*. Mémoire de *la Société de biologie* 1871.

tique de la couche optique, pont et moelle allongés fortement indurés, artères de la base calcifiés, cordons latéraux de la moelle surtout à la région lombaire, traversés par les traînées opaques, grises, formées de tissu conjonctif nouveau ; enfin le cas de *Skoda* et *Meschede* qui constatèrent des lésions qu'il est permis aujourd'hui de rattacher à la sclérose en plaques. Signalons aussi pour mémoire une observation de *Nixon* (1) qui ne trouva que les lésions artérielles généralisées.

On voit d'après ces faits, combien sont diverses les lésions rencontrées dans les autopsies de paralysie agitante et nous pouvons avec M. *Charcot*, faire des cas de cet ordre deux parts comprenant : l'une des cas de la sclérose en plaque méconnue cliniquement, l'autre des lésions très diverses qui par leur diversité même de nature et de siège repoussent tout rapport pathogénique avec la maladie de Parkinson qui reste, jusqu'ici, étiologiquement, cliniquement et anatomiquement, une névrose.

Une manière de voir, pour ainsi dire, mixte, ressort cependant d'un mémoire intéressant de M. *Demange* (2) que nous ne pouvons passer sous silence après avoir rappelé les recherches de M. *Charcot*, M. *Demange* aborde l'exposé de ses propres recherches anatomo et physio-pathologiques, faites en commun avec M. *Buraban*. Ces recherches lui ont montré dans la moelle les altérations suivantes :

1. *Nixon*. Peculiar post mortem appearances of the heart and brain in a case of paralysis agitans following nervous Schock — *The. médical. press. and circulur.* — 26 février 1873.

2. *Demange*. Essai sur l'anatomie et la physiologie pathologique de la paralysie agitante, *Revue médicale de l'Est*. 15 octobre 1879.

1° Périépendymite avec oblitération du canal de l'épendyme et pigmentation des cellules de la colonne vésiculeuse de Clarke.

2° Irritation des racines postérieures.

3° Sclérose du cordon de Goll.

4° Myélite interstitielle très peu marquée, disséminée en quelques points des cordons antéro-latéraux.

M. *Demange* attache surtout de l'importance à l'altération des cellules de Clarke et de la substance grise périépendymaire. L'altération, très légère d'ailleurs, porterait sur la région sensitive de la moelle et déterminerait par voie réflexe les troubles moteurs. Ce n'est là qu'une hypothèse et ces lésions n'expliquent nullement les autres symptômes de la paralysie agitante. L'auteur de ce mémoire nous paraît bien inspiré en considérant ces lésions, non comme primitives mais bien comme consécutives à un trouble fonctionnel qui peut les précéder de longtemps et s'explique ainsi les cas négatifs observés à l'autopsie.

CHAPITRE VI

THÉRAPEUTIQUE

D'après M. *Charcot*, il existe des cas incontestables de guérison de la paralysie agitante, mais en présence de la diversité des indications qui ont été opposées à cette maladie et des résultats contradictoires qu'ils ont donnés, il est bien difficile de décider si ces quelques cas de guérison lui sont véritablement dus. Nous allons néanmoins les passer rapidement en revue.

Quelques auteurs ont essayé de traiter la maladie de Parkinson par les médications toniques, Elliotson vit guérir un malade auquel il avait administré du sous-carbonate de fer à haute dose, mais le même médicament échoue plus tard entre ses propres mains et entre celles d'*Oppolzer* et d'un certain nombre d'autres observateurs. Seul *Romberg* obtint une amélioration en combinant le sous-carbonate de fer avec les bains chauds et les affusions froides sur la nuque et le dos.

Certains moyens thérapeutiques paraissent, dans quelques cas, avoir amélioré la maladie bien que dans le plus grand nombre ils soient restés sans action sur elle. Telles ont été les eaux alcalines de Tœplitz (*Basedow*), les eaux sulfureuses (Canstatt). Axenfeld améliora l'état d'un de ses malades et suspendit pendant 18 mois l'évolution de son mal par l'usage simultané de l'iodure de potassium, des bains sulfureux et par l'application de cautères à la nuque (1). *Charcot* et *Bourneville* (2) ont obtenu le premier de l'hyoscyamine, le second du bromure de camphre une action palliative.

Il est certain, comme l'a indiqué M. le professeur Charcot, que l'hyoscyamine diminue le tremblement, l'action de cette substance est surtout manifeste pendant les deux ou trois heures qui suivent son administration. A ce propos, M. Empis vient tout dernièrement de faire à la Société de médecine des hôpitaux, une communication fort intéressante. Chez un de ses malades atteint de paralysie agitante et qui venait de prendre devant lui cinq milligrammes d'hyoscyamine, il a été témoin d'accidents qui se sont manifestés avec une telle gravité, une telle rapidité qu'il s'est, pendant un certain temps, trouvé dans une grande perplexité.

Ces phénomènes graves d'intoxication avec une dose de cinq milligrammes ont paru surprendre d'autres médecins qui prescrivent deux ou trois fois plus de cet alcoloïde sans observer rien d'anormal. Pour l'explication de ce fait, on a mis en cause la pureté plus ou moins grande du principe actif de la jusquiame. On a parlé aussi de tolérance particulière à certains individus. Selon nous, c'est la forme sous laquelle on a l'habitude de prescrire l'hyoscyamine qui est la cause de cette différence d'action. Actuellement les alcaloïdes qui sont livrés au commerce sous une forme cristalline, sont préparés pour le monde entier par un très

1. *Axenfeld*, cité par *Charcot* et *Vulpian*.
2. *Bourneville*. Note aux leçons de M. Charcot.

petit nombre de maisons spécialement outillées pour cela et leurs produits sont purs.

Nous le savons, la tolérance pour les substances actives n'est pas la même chez tous les individus, pour quelques-uns elle existe normalement, pour d'autres, elle s'acquiert sous certaines influences ; mais en présence d'accidents aussi sérieux produits par une prescription de cinq milligrammes, alors que rien de semblable n'a été remarqué avec des doses trois fois plus considérables, il nous semble difficile d'admettre que toutes les personnes qui ont pris un centigramme et demi d'hyoscyamine se trouvaient en grand état de tolérance de cette substance.

C'est à l'état de granules ou de pilules que l'on prescrit le médicament en question, cette forme pharmaceutique convient lorsqu'il s'agit de substances dont l'action n'est pas sensiblement modifiée par des différences de quelques milligrammes en plus ou en moins.

Mais si comme dans l'espèce, il s'agit d'un principe aussi actif, comme il est impossible d'être absolument certain que chaque pilule ou granule renferme un poids parfaitement déterminé du principe médicamenteux, on voit d'ici toutes les conséquences d'un dosage inexact.

C'est en prescrivant une solution titrée dans laquelle cinq gouttes représenteront un milligramme d'hyoscyamine et en recommandant l'emploi d'un compte-gouttes parfaitement calibré que le médecin n'aura plus aucun doute sur la quantité de substance active que son malade prendra.

Nous ne ferons qu'énumérer un certain nombre de médicaments, les uns inutiles, les autres nuisibles. Tels sont la strychnine préconisée par *Trousseau* (1), l'ergot de seigle, la belladone, l'opium, la fève de Calabar (*Ogle*), l'arséniate de potasse en injection hypodermique (*Eulemburg*) (2), le nitrate d'argent, le chlorure de baryum (*M. Séquard*), l'essence de térébenthine (*Trousseau*). Plusieurs de ces médicaments, entre autres l'opium, la strychnine et le nitrate d'argent, semblent exagérer l'état convulsif.

Nous arrivons à une méthode thérapeutique qui, bien pondérée et mieux connue, nous paraît appelée à jouer un grand rôle dans le traitement des maladies du système nerveux, nous voulons parler de l'électricité. — Cet agent ne paraît avoir encore été appliqué au traitement de la paralysie agitante ni sous forme statique, ni sous celle de courants d'induction, mais plusieurs essais thérapeutiques ont été faits avec les courants continus.

Remak (3) et *Russel Reynolds* (4) auraient chacun guéri un malade, le premier en trente-six semaines et le second en quinze semaines seulement. *Gull* repousse, dans la paralysie agitante, l'emploi des courants induits et se sert uniquement de courants continus, *Benedikt* (5) qui s'est livré à une étude spéciale de l'action des courants continus dans cette maladie, dit avoir obtenu de bons ré-

1. *Trousseau*. Journal de Beau.

2. *Eulemburg*. Berliner klinische Wochenschrift, 1872,

3. *Remak*. Schmidt's jahrbücher, 1857, XCIV. Paralysis agitans bei einem 60 jahrigen mann in 15, sitzungen beseitigt.

4. *Russel Reynolds*. The Lancet 1859. Paralysis agitans. Removed by the continous galvanic current.

5. *Benedikt*. Die resultate der elektrischen Untersuchung und behandlung. Med. chir. Rundschau. Wien, 1864.

sultats en faisant passer le courant de la moelle aux nerfs, c'est-à-dire en appliquant le pôle positif sur la région vertébrale et le pôle négatif sur les troncs nerveux.

La physiologie pathologique de la maladie de Parkinson étant encore complétement inconnue nous ne pouvons poser aucune régle pour l'application des courants continus dans cette affection. Si l'on admet cependant qu'une augmentation du pouvoir excito-moteur de la moelle en constitue un des éléments, il sera bon d'accorder la préférence aux courants descendants, qui d'après *Legros* et *Onimus* (1) ont une action hyposthénisante sur le centre nerveux; mais nous ne saurions trop recommander dans toutes ces tentatives, de procéder avec la plus grande prudence, de n'employer que des courants faibles et de n'en augmenter que très progressivement l'intensité. En voici les raisons :

Benedikt, en effet, qui a soigneusement étudié les réactives électriques dans la maladie qui nous occupe, a noté au début, une exagération de la sensibilité réflexe générale et sensorielle ; l'action d'un courant d'une intensité donnée et appliqué sur la moelle cervicale produit plus facilement qu'à l'état normal, ces sensations subjectives de goût, de lumière et d'odeur qui sont bien connues aujourd'hui, un peu plus tard une augmentation de la sensibilité et de l'excitabilité musculaire, se montrant du centre à la périphérie enfin, à une période plus avancée encore une diminution de l'excitabilité motrice montrait de la périphérie au centre.

Au cours de ses recherches encore en voie d'exécution sur

1. *Legros* et *Onimus*. Traité d'électricité médicale 1872.

le sujet qui nous occupe, M. *Chambard* a constaté qu'un courant électrique, soit ascendant, soit descendant, appliqué sur la moelle augmente le tremblement d'une manière extrêmement nette, lorsqu'il dépasse une certaine intensité et conformément à ce que l'on pouvait prévoir, les courants centripètes augmentent plus encore l'irritabilité musculaire que les courants centrifuges. La figure 3 *a* représente un des tracés que M. *Chambard* nous a communiqués et qui mettent ce fait en lumière. Le malade étant bien reposé et le tremblement étant au minimum, fait-on passer le long de la moelle un courant supérieur à celui de 15 ou 20 éléments, on voit une fraction de secondes après la plume décrire tout à coup d'amples oscillations qui persistent encore longtemps alors que le courant électrique a été interrompu. La ligne supérieure de la figure 3 *b* représente les signaux de fermeture et d'ouverture du courant galvanique.

Nous croyons, en résumé, nous fondant non-seulement sur les succès déjà obtenus, mais encore sur ce que nous savons de l'action générale des courants continus sur les fonctions des centres nerveux, qu'il est possible d'espérer de ce moyen mieux étudié et mieux appliqué une action sinon curative, au moins palliative sur la maladie de Parkinson ou sur quelques-uns de ses symptômes. Mais, nous appuyant sur les faits constatés par *Benedikt* et M. *Chambard*, nous conseillons d'appliquer les courants continus de façon à mettre le moins possible en jeu la sensibilité cutanée et musculaire et d'employer des courants faibles et centrifuges. Dans la pratique, nous croirions devoir ne pas dépasser 15 ou 20 éléments, nous éviterions toute secousse de rupture et surtout de fermeture, enfin nous ferions usage des théophores labiles à rouleaux de M. *Tripier* pour ménager autant que possible la sensibilité de la peau.

Observation

Recueillie à la clinique des maladies mentales et nerveuses (asile Sainte-Anne) par M. *E. Chambard*, chef du laboratoire de la clinique.

Le nommé F..., âgé de 51 ans, mécanicien, se présente le 20 août 1880 à la consultation de la clinique des maladies mentales et nerveuses pour s'y faire soigner d'une affection sur la nature de laquelle on ne peut conserver aucun doute : on voit de suite qu'il est atteint de paralysie agitante.

Antécédents héréditaires. — Père mort à 68 ans des suites d'une fistule à l'anus. Il exerçait le métier d'imprimeur sur étoffes, était sobre et n'avait jamais eu ni maladies nerveuses, ni trouble mental, ni aucune autre affection qui ait quelque rapport héréditaire avec la paralysie agitante.

1° Grand-père paternel ; avait été soldat, puis imprimeur sur étoffes. Il avait toujours été calme, sobre et d'une bonne conduite : son caractère était seulement un peu autoritaire. Il était, dit le malade, « sévère et il fallait marcher à la baguette. C'était un vieux dur à « cuire. » A 76 ans, sans avoir présenté jusque-là le moindre désordre mental, il fut pris d'un accès de manie et mit le feu à son lit. Il s'agissait probablement de cet accès maniaque que l'on rencontre dans le cours de la démence sénile. Mis dans une maison de santé, il mourut 15 jours après.

Grand'mère paternelle. Avait suivi son mari à la guerre comme cantinière. Morte à 60 ans.

Oncle paternel. Charpentier. Homme sobre, bie[illegible]rtant et bien constitué. Mort d'accident.

2° Mère. Caractère très doux, mais tempérament nerveux. Elle serait morte de « la poitrine » un an après avoir mis F... au monde.

Grand-père maternel. Mort à 60 ans d'une maladie inconnue, il était très fort et habituellement bien portant.

Grand'mère maternelle. Pas de renseignements.

3° *Frères et sœurs.* — Le père du malade s'est marié deux fois et a eu neuf enfants de sa première femme et douze de sa seconde. De cette nombreuse progéniture il reste quatre représentants seulement : deux, dont le malade, sont issus du premier lit et deux du second. Aucun renseignement précis sur ceux qui ont succombé.

Le malade a deux sœurs qui jouissent d'une bonne santé. Son frère, né du second mariage de son père, est peintre en bâtiments. Il aurait eu « la fièvre cérébrale » à trois ans, des convulsions à quatre ans et jusqu'à douze ans il aurait toujours été malade. Il jouit à présent d'une bonne santé mais il est resté un peu sourd depuis sa fièvre cérébrale et il est affecté de bégaiement. Il a eu cinq enfants dont trois morts en bas âge et dont les deux survivants sont bien portants.

4° Le malade a eu dix enfants : sept garçons et trois filles. Six d'entre eux sont morts. En voici l'énumération dans l'ordre suivant lequel ils sont venus au monde. Les survivants sont marqués d'une astérique.

1° *Garçon.* — Mort à sept mois, un mois après avoir fait une chute.

2° *Garçon.* — Mort à quinze jours de convulsions.

3° *Garçon.* — Mort à vingt et un jours de convulsions.

4° *Garçon.* — Venu au monde à sept mois et demi. Mort quelques heures après.

* 5° *Garçon.* — Agé de vingt ans. Bonne santé et bonne conduite.

* 6° *Fille.* — Agée de dix-huit ans. Bonne santé.

7° *Fille.* — Morte à neuf ans et demi de méningite.

* 8° *Garçon.* — Agé de neuf et demi. Bonne santé.

9° Fausse couche à quatre ou cinq mois de grossesse, à la suite d'une chute.

* 10° *Fille.* — Agée de cinq ans. Bonne santé et très vive « un vrai diable. »

4° La femme du malade, âgée de cinquante et un ans, jouit d'une santé assez bonne et n'a jamais eu de troubles du système nerveux.

Antécédents personnels. — F... né à Bolbec (Seine-Inférieure) est venu avec ses parents à Saint-Denis à l'âge de trois ans : jusque-là, aucune maladie importante. A quatre ans, on l'envoya à l'école où il s'instruisit avec assez de facilité et où il aurait appris plus encore s'il avait été moins joueur.

A sept ans il quitta Saint-Denis avec ses parents qui se fixèrent à Corbeil. A treize ans on le mit en apprentissage chez un imprimeur sur étoffe : il y apprit à dessiner et à graver les modèles destinés à l'impression et à vingt ans, son apprentissage fini, il retourna à Saint-Denis pour y exercer cet état.

A vingt-quatre ans, la gravure sur étoffe « n'allant pas » F... vint à Paris et se mit serrurier mécanicien : puis il entra bientôt dans les ateliers du chemin de fer pour faire les machines à vapeur.

A vingt-huit ans, pour des raisons que nous ignorons, il quitta le chemin de fer et entra à la Monnaie en qualité de tourneur ajusteur ; mais il fut bientôt chargé de faire la trempe des blocs d'acier destinés à servir de « matrices » pour les médailles et les pièces de monnaie. Il resta à la Monnaie jusqu'à cinquante ans.

C'est alors que débute l'affection nerveuse qui force F.... à réclamer les secours médicaux. Il dut quitter la Monnaie et laisser tout travail demandant de la force ou de l'adresse. Utilisant alors la connaissance mécanique qu'il avait acquise il construisit lui-même une machine d'invention et se mit à parcourir des fêtes publiques, électrisant « pour dix centimes et montrant avec des bouillants de Franklin, « la force du sang et des nerfs. »

Nous devons maintenant rechercher dans les antécédents de notre malade s'il existe quelque cause à laquelle nous pouvions attribuer la maladie dont il est atteint. Nous l'avons interrogé avec grand soin à ce point de vue spécial.

F.... ne paraît avoir jamais eu ni rhumatisme ni affection du système circulatoire ou de la peau pouvant être rattachée à la constitution arthritique. Nous n'avons trouvé non plus chez lui, aucun signe commoratif ni aucun stigmate d'alcoolisme ou de syphilis. Il paraît avoir toujours été sobre, rangé, de mœurs régulières. Marié à 19 ans, il n'aurait jamais fait d'excès vénériens.

Une vie aussi accidentée que celle de notre malade n'a pas dû s'écouler sans quelques moments de gêne et sans quelques privations mais il affirme n'en avoir eu aucune à supporter pendant son séjour à la Monnaie et, par conséquent, depuis une époque bien antérieure au début de son affection.

A l'âge de 16 ans il demeura quelque temps Cité des Plantes à Montrouge, dans un logement situé au rez-de-chaussée et fort humide. Il le quitta pour s'installer dans son logement actuel qui est bien aéré, bien exposé et bien sec.

S'il faut chercher dans les antécédents de F... une circonstance qui ait pu déterminer son affection actuelle ou aidé à son développement; nous la trouverons dans les refroidissements fréquents et pour ainsi dire journaliers auxquels l'exposait son métier de trempeur d'acier et c'est à cette cause qu'il rattache lui-même son affection.

Voici, en effet, d'après les renseignements qu'il nous a donnés, en quoi consistait son pénible travail. On lui remettait les coins d'acier tout tournés et déjà revêtus de la gravure en creux que le balancier doit imprimer en relief sur la pièce ou sur la médaille qu'il s'agit de frapper. Il en mettait un certain nombre dans une boîte de fonte qu'il achevait de remplir avec un mélange de charbon animal et de charbon de bois pulvérisé et plaçait cette boîte dans un fourneau à réverbère et à moufle. La concentration effectuée à une haute température qui chauffait l'air de l'atelier jusqu'à 43° c. F..., sortait le coin avec une pince et le plongeait encore rouge dans un baquet d'eau froide dans lequel il était obligé de tremper le bras droit, puis dans un baquet d'eau acidulée par l'acide sulfurique pour les tremper. On conçoit facilement qu'une telle opération répétée plus de cent fois par jour, dit le malade, et pendant 18 ans, puisse ne pas être sans influence sur le développement de la paralysie agitante.

Histoire de la maladie. — L'affection a commencé d'une manière insidieuse, il y a environ 4 ans, en 1870. Le malade éprouvait dans la main droite une sensation singulière de frissonnement, de petites secousses qu'il compare à celles que donne sa bobine d'induction, les secousses devinrent de plus en plus fréquentes et se transformèrent peu à peu en un tremblement continuel dont il s'aperçut l'année dernière à sa maladresse croissante pour écrire et pour travailler, voulait-il saisir un objet de peu de volume il le manquait souvent.

F..., alarmé par les progrès de ce tremblement qui menaçait de devenir pour lui une infirmité, alla trouver un médecin qui lui dit que « ce n'était rien » et le purgea. Il se rendit ensuite à la consultation de M. *Potain* qui lui prescrivit des bains sulfureux.

Le tremblement s'est d'abord montré dans la main droite, d'où il s'est étendu successivement de bas en haut au bras droit, de haut en bas à la jambe droite où il a toujours été moins prononcé, puis à la main et au bras gauche, puis enfin à la jambe gauche. Nous signalons seulement pour l'instant cette marche, que le malade, homme intelligent, a parfaitement observée, et nous en tirerons parti dans la discussion de la nature de la paralysie agitante.

État actuel. — 1° *Habitus.* — F.... est un homme amaigri, paraissant plus vieux que son âge, brun et de taille moyenne, d'une physionomie intelligente. Il paraît bien constitué et ne présente aucune de ces anomalies de conformation que l'on rencontre fréquemment chez les héréditaires.

Son intelligence paraît assez développée et il fait preuve de quelque instruction. Il s'est occupé d'inventions, a construit des machines, il parle avec assez de facilité, et son seul défaut, dit-il, est « de se mettre facilement en colère. »

2° *Fonctions digestives.* — L'appétit du malade s'est accru depuis 7 à 8 mois d'une manière si notable que sa femme et lui en sont étonnés, ses digestions sont bonnes et les fonctions alvines normales.

3° *Respiration normale.* — Pas de lésions pulmonaires.

4° *Circulation.* — Les battements du cœur sont réguliers et normaux sous le rapport du rhythme, de l'intensité et du timbre. La pointe est un peu abaissée, bat dans le sixième espace intercostal. Pas de souffles cardiaques ni vasculaires. Pas d'athérôme. Pas de palpitations mais depuis peu un léger essoufflement, lorsque le malade monte un escalier ou se livre à quelque travail un peu pénible.

5° *Sécrétions.* — Normales, sauf la sécrétion sudorale qui est notablement accrue.

6° *Sommeil.* — Depuis deux ans, F.... se réveille facilement et dort peu, sans avoir cependant ni rêve ni cauchemar. Il s'agite une partie de la nuit sans pouvoir trouver une position qu'il puisse conserver plus de quelques instants. Il est fatigué de rester à la même place, et cependant chaque mouvement détermine des crampes dans les jambes. Depuis la même époque, la transpiration qui est considérable et continuelle, les nuits surtout : le malade se plaint alors d'éprouver une chaleur intense dans tout le corps et est obligé de se découvrir.

7° *Sensibilité.* — Le jour les douleurs sont nulles, mais la nuit, aux incommodités que nous venons d'énumérer, se joignent des crampes douloureuses dans les gros orteils, les cou de pied, les mollets et les jarrets. Les crampes se montrent par accès qui se renouvèlent dix à douze fois dans la nuit, s'accompagnent de tremblement des régions qui en sont atteintes, et elles sont d'autant plus longues et plus intenses que le malade a plus marché et s'est plus fatigué dans la journée. Il les calme plus ou moins fortement en posant les pieds sur le carreau froid de sa chambre.

8° *Motilité.* — Les quatre membres, mais surtout le bras droit et après lui la jambe droite, sont affectés du tremblement caractéristique de la paralysie agitante. Ce tremblement est ici absolument typique, aussi ne nous attarderons-nous pas à le décrire. Il n'existe ni dans la tête, ni dans la langue, ni dans la mâchoire inférieure. D'après la femme du malade, le tremblement persisterait pendant le sommeil. C'est là un renseignement que nous donnons sous toutes réserves. Le repos physique et la tranquillité morale l'atténuent au point de le faire disparaître, la fatigue, la marche, la station debout, l'irritation mentale, les émotions, l'augmentent au contraire considérablement. Il en est de même des courants continus dirigés sur la moelle quel que soit leur sens lorsque leur tension dépasse un certain degré, et l'exagération du tremblement sous cette influence est surtout marquée avec les courant ascendants.

Si le tremblement chez F... est très prononcé, la raideur et l'immobilisation caractéristique de l'appareil locomoteur le sont relativement moins. Il se lève et s'assied avec assez de facilité et comme nous l'ont montré diverses recherches auxquelles nous nous proposons de consacrer un travail spécial, les muscles, dans ce cas du moins, obéissent rapidement à l'influence de la volonté. Le malade lorsqu'il est debout, est cependant, légèrement penché et renversé en avant. Lorsqu'il marche, la propulsion est manifeste, mais la rétropulsion l'est beaucoup moins. Néanmoins le malade, soutenu par une canne, marche avec facilité et fait encore de longues courses à pied. Son écriture offre le tremblement caractéristique que l'on retrouve dans les expériences qui ont été publiées par M. *Charcot* dans ses leçons sur le système nerveux et par M. *Fernet* dans sa thèse d'agrégation sur les tremblements.

TABLE DES MATIÈRES

Imprimerie A. Derenne, Mayenne. — Paris, boulevard Saint-Michel, 52.

Imprimerie A. DERENNE, Mayenne. — Paris, boulevard Saint-Michel, 52.

www.ingramcontent.com/pod-product-compliance
Ingram Content Group UK Ltd.
Pitfield, Milton Keynes, MK11 3LW, UK
UKHW021621260726
13965UKWH00007B/1408

9 782013 061421